TRAITEMENT

DE LA

TUBERCULOSE PULMONAIRE

TRAITEMENT

DE LA

TUBERCULOSE PULMONAIRE

PAR

LES PULVÉRISATIONS BIIODO-MERCURIQUES

ET

TECHNIQUE DES PULVÉRISATIONS

PAR

P. MIQUEL   &   A. RUEFF

Docteur en médecine.
Docteur ès sciences, chef du service
micrographique
de l'Observatoire municipal de Montsouris
de Paris.

Docteur en médecine.
Médecin suppléant à l'hôpital Rothschild.
Ex-chef de Clinique
adj. de la Faculté de médecine
de Paris.

PARIS

G. MASSON, ÉDITEUR

LIBRAIRE DE L'ACADÉMIE DE MÉDECINE

120, Boulevard Saint-Germain, en face de l'École de Médecine

1888

INTRODUCTION

Il n'est pas d'affection qui nécessite plus que la tuberculose d'incessantes recherches. Sa curabilité n'est mise en doute par personne, et cependant il n'est pas de maladies qui fassent autant de victimes.

Depuis la découverte par Villemin de la virulence et de la contagiosité du tubercule, depuis la démonstration par Koch de sa nature microbienne, la science a multiplié ses efforts pour combattre cette redoutable affection. Tout en ne négligeant pas son traitement hygiénique et banal, elle s'est efforcée de lutter contre l'organisme infectieux et ses effets sur

l'économie. Sans se laisser décourager
par l'énorme résistance du bacille de la
tuberculose, de nombreux expérimenta-
teurs ont essayé de combattre sa virulence en introduisant dans le sang des
substances antiseptiques, telles que l'acide
sulfhydrique, l'iode, l'eucalyptol, l'iodoforme, l'acide fluorhydrique. D'autres, par
des injections pulmonaires intraparen-
chymateuses, ont cherché à conduire leur
solution sur le siège même de la lésion.
D'autres enfin se sont efforcés de trans-
porter par les inhalations la substance
médicamenteuse dans l'arbre pulmonaire.
Ce procédé, en apparence le plus logique,
présente de grandes difficultés d'application ; d'une part, à cause de l'action
irritante de la plupart des antiseptiques
inhalés ; d'autre part, par suite des difficultés techniques de l'inhalation elle-
même. Ce sont là les deux points sur
lesquels nous avons fait porter nos recherches : l'expérimentation d'un produit
facilement tolérable et microbicide à faible
dose ; la construction d'un appareil inha-

lateur qui permette de pratiquer les pulvérisations dans des conditions scientifiques.

Dans le cours de nos recherches sur la valeur relative des divers antiseptiques, nous avons découvert que le biiodure de mercure était de tous le plus puissant. C'est donc sur lui que nous avons fait porter nos expériences. Les premiers résultats ont été tellement satisfaisants que nous avons cru devoir poursuivre ces études sur un grand nombre de sujets. Depuis plus d'un an nous avons, grâce à la bienveillance du Dr Leven, soumis la plupart des tuberculeux de l'hôpital de Rothschild à des pulvérisations de biiodure de mercure.

Le milieu dans lequel se sont faites les expériences y était éminemment favorable, en ce sens qu'il s'y trouve toujours un nombre considérable de tuberculeux et que, d'autre part, les rechutes ou les accidents de leur affection les y ramènent presque toujours.

Tous les malades, quel que fût le degré de la maladie, ont été soumis à cette médication, mais nous nous sommes fait un devoir de l'interrompre dès qu'elle ne produisait pas au bout de quelque temps de l'amélioration ou au moins un soulagement. Les malades n'ont pas ingéré pendant le cours de leur traitement des antiseptiques, tels que créosote, iodoforme, etc., mais nous ne les avons pas privés des réconfortants et de l'alimentation substantielle que nécessitait leur état.

Nous ne publierons que des observations prises à l'hôpital, quoique nous ayons un certain nombre de faits qui aient pour témoins des médecins autorisés.

Ce travail se divise en deux parties : la première est consacrée à la technique de la pulvérisation et à l'étude du pouvoir antiseptique de diverses substances chimiques. La seconde traite des effets physiologiques et thérapeutiques du traitement ainsi que de son mode d'application.

Nous n'aurions pu amener ces recherches à bonne fin sans le généreux concours de Mme la baronne Salomon de Rothschild à laquelle nous sommes redevables des subventions qui nous étaient nécessaires pour ces études.

La plupart des expériences ont été faites à l'hôpital de Rothschild dans le service de M. le Dr Leven, dont l'un de nous était le suppléant. Nous devons nos remerciements les plus sincères à M. Weill, le directeur de l'hôpital, pour le concours bienveillant qu'il n'a cessé de nous prêter.

PREMIÈRE PARTIE

CHAPITRE PREMIER

Considérations générales sur la pulvérisation des liquides médicamenteux.

Le traitement thérapeutique que nous préconisons contre les affections pulmonaires, étant fondé sur l'exacte pulvérisation des liquides, il nous a paru indispensable d'indiquer tout d'abord ce que nous entendons par le mot *pulvérisation* souvent confondu dans le vulgaire avec des modes de médication fort voisins, tels que les inhalations de vapeur, de gaz, les fumigations.

Pulvériser un liquide, c'est le réduire en gouttelettes d'une extrême ténuité. Mieux un liquide est pulvérisé, et plus sont fins les globules du brouillard humide qui résulte de cette opération.

Nous préférons encore considérer la *pulvéri-sation* comme une opération mécanique dont le but est d'*émulsionner* un liquide avec un élément gazéiforme.

Tandis que les gaz et les vapeurs peuvent être inhalés à l'état de pureté, les liquides pulvérisés sont toujours inspirés avec l'air qui leur sert de véhicule.

On ne confondra pas la *vaporisation* d'un liquide avec sa *pulvérisation*, bien qu'on puisse pulvériser un liquide par la voie physique de l'ébullition; on sait en effet que, par suite du refroidissement, les vapeurs émises par un liquide bouillant forment avec l'air un brouillard constitué par des sphérules microscopiques.

Mais tandis que la *vaporisation* exige le secours d'une température parfois élevée, la pulvérisation peut être effectuée à froid, ce qui présente, comme on va le voir, de très grands avantages.

On a également vanté, pour faciliter l'absorption des liquides par les voies respiratoires, un grand nombre d'appareils inhalateurs, basés sur l'évaporation des liquides à la température ordinaire ; la plupart d'entre eux reposent sur ce fait : que l'air dirigé à travers des substances volatiles, s'en imprègne, et peut ainsi les amener par le jeu de la respiration au contact de l'épithélium pulmonaire ; nous donnons volontiers à ces instruments le nom d'*évaporateurs*.

Les vaporisateurs et les évaporateurs doivent être exclus à notre avis de la pratique médicale, toutes les fois qu'il est nécessaire de soumettre les malades à l'action d'un médicament composé, rigoureusement dosé.

Comme on sait, une solution médicamenteuse contenant des sels métalliques, soumise à la vaporisation rapide par l'action de la chaleur, laisse uniquement échapper de l'eau distillée, ou bien des proportions sans cesse variables de substances volatiles, si la solution renferme des corps d'un point d'ébullition différent, tels que des mélanges de goudron, d'éther, de chloroforme, etc.

L'évaporation présente les mêmes inconvénients ; le liquide le plus volatil disparaît le premier, et la proportion des substances volatiles va sans cesse variant avec le poids des principes actifs inhalés.

Nous n'insisterons pas plus longtemps sur ce dernier mode de médication applicable uniquement aux inhalations de chloroforme, d'éther, de brome, etc., et en général de tous les corps

liquides non mélangés, doués d'un faible point
d'ébullition.

Quelques substances pures peuvent être à
la rigueur pulvérisées par *vaporisation*; de ce
nombre se trouvent l'essence de térébenthine, la
naphtaline, l'acide benzoïque, le soufre, etc.;
mais hors ces cas particuliers, on est forcé de
recourir à la pulvérisation mécanique, qui ne
change en rien la nature du liquide médicamenteux, autrement dit qui laisse à chaque
sphérule de spray la composition que le liquide
présente dans son ensemble.

Cette affirmation serait pourtant trop rigou-
reuse, si on l'étendait aux solutions qui contien-
nent des principes très volatils (solutions éthé-
rées, bromées, etc.), ou très altérables, comme les
eaux sulfureuses, ou saturées de corps gazeux
(acide carbonique, sulfhydrique, chlore, etc.).

Dans le cours des expériences relatées dans
ce mémoire, nous nous sommes servis de substances salines parfaitement fixes dans les conditions où elles ont été employées. Les sels de
mercure étant difficilement dissociables à basse
température au contact de l'air, ce point ne devait pas nous occuper. Cependant il est un sujet
qui mérite d'attirer l'attention, nous voulons
parler de la concentration inévitable dont toutes

les solutions pulvérisées deviennent le siège.

Pour se rendre bien compte de ce phénomène, considérons une sphérule liquide lancée dans l'atmosphère par une force pulvérisante quelconque. Si on pouvait la suivre de l'œil, on la verrait décroître rapidement, devenir de plus en plus petite, perdre peu à peu son élément aqueux, enfin disparaître et laisser à sa place un cristal ténu ou une molécule amorphe représentant exactement le poids de la substance solide que la sphérule tenait en dissolution.

Ainsi, tout liquide pulvérisé tend à se concentrer de plus en plus et à disparaître finalement au contact de l'atmosphère non saturée de vapeur d'eau, dans laquelle on le projette. Le médicament change donc de manière d'être, et si le malade est placé à une grande distance de l'appareil, il ne saurait inhaler que des particules solides d'une grande finesse. La pulvérisation se transforme alors en une véritable *insufflation*, ce qui ne présente aucun inconvénient si le corps inspiré a la faculté de se redissoudre au moindre contact d'humidité.

On s'imagine difficilement l'état de division extrême que peut acquérir une substance solide dissoute en faible proportion dans de l'eau qu'on soumet ensuite à une exacte pulvérisation.

Cependant les idées peuvent être fixées à cet
égard par un calcul élémentaire, que l'examen
microscopique vient corroborer.

Voici, pour prendre un exemple rentrant dans
notre sujet, une solution de sublimé à $\frac{1}{1.000}$; introduite dans un appareil pulvérisateur, elle peut,
suivant le degré de perfection de cet instrument,
être réduite d'emblée en sphérules liquides d'un
diamètre variant de $\frac{1}{20}$ à $\frac{1}{50}$ de millimètre ; pour
ne rien exagérer, admettons que la particule
liquide a $\frac{1}{20}$ de millimètre ou 50 μ. Si le sublimé
avait la même densité que l'eau, la sphérule des-
séchée laisserait un noyau de volume mille fois
moindre, mais, comme le sublimé corrosif a une
densité voisine de 5,40, le volume du noyau sera
5,000 fois plus petit, il possédera à peu près
le diamètre d'un micrococcus de grosseur
moyenne, soit environ 3 μ.

C'est, en effet, ce que l'observation microscopique confirme pleinement : pour apercevoir les
granulations abandonnées par les liquides pulvérisés, il faut user de très forts grossissements, et
encore ne parvient-on pas toujours à les distin-
guer aisément sur la lamelle de verre qui a été
exposée de façon à les recueillir.

Il n'est pas douteux qu'à cet état de division,
ces granulations ne puissent atteindre les der-

nières ramifications bronchiques ; d'ailleurs, c'est là un fait que nous établirons solidement dans un paragraphe spécial. Disons seulement pour l'instant que dans le traitement par les solutions minérales pulvérisées, il est plus nuisible qu'utile de placer les malades trop près de l'origine du jet du pulvérisateur.

CHAPITRE II

Des appareils pulvérisateurs des liquides.

Les appareils pulvérisateurs des liquides peuvent être divisés en deux grandes classes :

1° Ceux qui fonctionnent sous l'action de l'air comprimé ;

2° Ceux qui exigent le secours de la vapeur sous pression.

Pulvérisateurs à air comprimé. — On doit à Sales-Giron l'un des premiers instruments de ce genre. Dans un vase résistant renfermant le liquide à pulvériser, on comprime, au moyen d'une pompe, un volume d'air tel que la pression intérieure atteigne deux à quatre atmosphères, puis, au moyen d'un robinet, le liquide est dirigé sous la forme d'un filet capillaire contre un disque de métal où il se brise en jaillissant en gouttelettes très fines que le malade inspire à une faible distance de l'appareil.

Lüer, Robert et Collin ont également construit des instruments basés sur la forte compression des liquides, dont l'usage tend cependant à disparaître de la pratique médicale.

Richardson a imaginé un pulvérisateur à air comprimé, pouvant fonctionner à de faibles pressions ; il est basé sur la destruction en molécules ténues d'une petite veine liquide frappée par un courant d'air concentrique. Cet appareil fort simple et très ingénieux jouit d'une très grande vogue, mais a presque passé du domaine médical dans celui de la parfumerie.

Les pulvérisateurs à air comprimé ont le défaut commun de pulvériser très mal les liquides ; le spray qu'ils fournissent est grossier, peu homogène ; il mouille les objets en formant à leur surface des buées qui deviennent bientôt ruisselantes. D'ailleurs, à l'exception de ceux que l'on emploie dans l'industrie, les pulvérisateurs à air comprimé sont maniés avec la main, ce qui est d'abord une source de fatigue, puis une cause d'inégalité dans leur action; ces diverses considérations sont suffisamment justifiées pour les faire proscrire dans le traitement des affections pulmonaires par les spray médicamenteux.

Pulvérisateurs à vapeur. — C'est au docteur

Siegle de Stuttgard qu'on doit la vulgarisation des instruments de ce genre. Ils reposent tous sur la faculté que possède un jet de vapeur dirigé tangentiellement à l'ouverture capillaire d'un tube effilé, d'y produire un vide qui détermine l'ascension du liquide dans lequel ce tube plonge ; ce liquide se mélange alors violemment à la vapeur, qui le réduit à l'état de brouillard.

Ces appareils comportent trois parties essentielles : un *générateur* destiné à produire de la vapeur, un *appareil pulvérisateur* proprement dit, et un *récipient* destiné à contenir le médicament.

C'est après avoir étudié attentivement ces trois organes du pulvérisateur à vapeur que nous avons été appelés, non par le désir d'innover, mais par la nécessité d'avoir un spray irréprochable et bien dosé, à introduire dans ces trois organes les modifications que l'expérience nous a montrées rigoureusement nécessaires.

§ 1. — *Du générateur de la vapeur.*

Pour obtenir une bonne pulvérisation des liquides, il est indispensable de posséder un jet de vapeur à une pression voisine de une atmosphère et demie; avec des jets émanant d'un d'un générateur chargé à un quart et même à une demi-atmosphère, la vapeur sort en bavant de l'orifice, aussi le liquide s'élève-t-il mollement dans le tube abducteur. Or, il importe de ne pas oublier que le mécanisme de la pulvérisation par la vapeur repose sur le choc violent de la colonne ascendante de la solution contre le jet de vapeur d'eau à haute tension, d'où la nécessité évidente d'avoir à sa disposition un générateur résistant dans lequel la vapeur puisse être emmagasinée sous une pression de une à deux atmosphères.

Il n'existe pas de générateurs convenables sans un robinet qui puisse s'opposer à la fuite de l'eau vaporisée, et sans une soupape de sûreté dont le double but est de prévenir l'explosion de l'appareil et de régler la force du jet. Si l'industrie construit des générateurs de grande dimension d'un réglage automatique, il est loin d'en être ainsi pour les pulvérisateurs médicaux, car franchement, on ne peut donner le nom de soupape à ces obturateurs à ressort, à ces reniflards latéraux qui se détraquent très vite, perdent rapidement de leur élasticité, se rouillent ou s'oxydent, et sont bientôt hors d'usage. Il n'en est pas de même des soupapes à poids constant, dont sont pourvus tous les générateurs qui ont la prétention de régulariser la pression de la vapeur. C'est, comme on le verra plus bas, à ce genre de soupape que nous nous sommes arrêtés.

§ 2. — *Du pulvérisateur proprement dit.*

Le pulvérisateur proprement dit est un instrument fort simple ; il consiste comme on sait en deux tubes placés perpendiculairement l'un à l'autre, de façon à ce que le jet de vapeur dirigé horizontalement affleure l'extrémité du tube destiné à amener la solution médicamenteuse.

L'agencement de ces tubes est facile, mais il doit être fait de manière à récolter le maximum d'effet, c'est-à-dire le maximum d'aspiration dans le tube abducteur; puis le système est invariablement fixé dans la position qui détermine l'ascension de la plus haute colonne mercurielle.

Dans les cas habituels, il n'est pas utile que le diamètre de l'orifice par lequel s'échappe la vapeur soit supérieur à un demi-millimètre. La même remarque s'applique au tube abducteur du liquide, mais avec cette condition particulière que l'épaisseur de la paroi de ce tube effilé doit être très faible, sinon la pulvérisation devient mauvaise, et même impossible quand cette épaisseur est exagérée.

Il est également facile de comprendre que plus l'ouverture du tube abducteur sera grande et plus le débit du médicament sera considérable. Les pulvérisateurs répandus dans le commerce ayant tous des ouvertures invariables, et se trouvant dépourvus d'un moyen de modifier la vitesse d'écoulement du liquide, on est dans l'impossibilité absolue de restreindre ou d'augmenter le débit du liquide médicamenteux; c'est là un inconvénient grave que nous avons fait disparaître en plaçant sur le trajet du tube abducteur un robinet qui permet de graduer la quantité du liquide lancée dans le jet de vapeur.

Les solutions médicamenteuses que nous avons employées étant de nature à attaquer le cuivre et la plupart des métaux, nous avons dû joindre à nos pulvérisateurs un tube à robinet en verre, ce qui n'a pas été la moindre difficulté que nous ayons rencontrée.

§ 3. — *Du récipient.*

Le récipient destiné à recevoir le médicament doit être de verre; autant que possible inamovible, c'est-à-dire pouvant être aisément chargé de liquide sans être déplacé. Il doit être gradué de haut en bas, afin qu'on puisse apprécier, d'abord la vitesse d'écoulement du médicament, ensuite la quantité qu'il convient de réduire en spray, à chaque séance de pulvérisation.

Pour que les pulvérisateurs soient mécaniquement irréprochables, ils doivent posséder un générateur à pression constante, et indiquer eux-mêmes à tous les instants la vitesse d'écoulement du liquide médicamenteux.

C'est dans ce but que nous avons entrepris les recherches rapportées dans les pages suivantes.

CHAPITRE III

Considérations pratiques sur la pulvérisation
des liquides.

Rappelons tout d'abord les principes sui-
vants :

*1° Sous une même pression, le poids de vapeur
qui s'échappe par un orifice de diamètre invariable, est égal dans des temps égaux.*

Il suffit, pour démontrer expérimentalement
cette vérité, de condenser par exemple à plusieurs reprises pendant cinq minutes le jet total de
la vapeur qui s'échappe d'une chaudière maintenue à une pression constante, puis de peser à
chaque fois le volume d'eau obtenue; on peut
se convaincre que ce poids varie à peine de
quelques centigrammes sur 30 à 40 grammes de
liquide recueilli.

2° Si la pression est inconstante, les poids de

vapeur échappée par le même orifice dans des temps égaux sont inégaux.

La méthode expérimentale qui permet de vérifier ce principe est la même que celle qui précède, et nous donnons ci-après un tableau empirique permettant de juger de ces variations :

Pressions.	Poids de vapeur recueillie dans des temps égaux.	
Une demi-atmosphère	14	parties.
Une atmosphère	22	—
Une atmosphère et demie	29	—
Deux atmosphères	35	—
Deux atmosphères et demie	38	—
Trois atmosphères	40	—

Quand, sous la pression d'une atmosphère, il s'échappe 22 parties de vapeur, deux atmosphères en fournissent seulement 35, et trois atmosphères 40. En un mot, plus la pression s'élève, et plus faible est proportionnellement le poids de vapeur rejeté dans l'air ambiant.

La courbe OA du diagramme figure 1 représente graphiquement ce phénomène.

Les principes que nous venons de mentionner sont applicables à l'écoulement des liquides médicamenteux dans les tubes abducteurs des pulvérisateurs :

1° *Dans des conditions invariables de pression, les poids des liquides échappés par*

*le même orifice sont égaux dans des temps
égaux.*

Il suffit, pour vérifier l'exactitude de cette
assertion, de noter à intervalles égaux la quantité

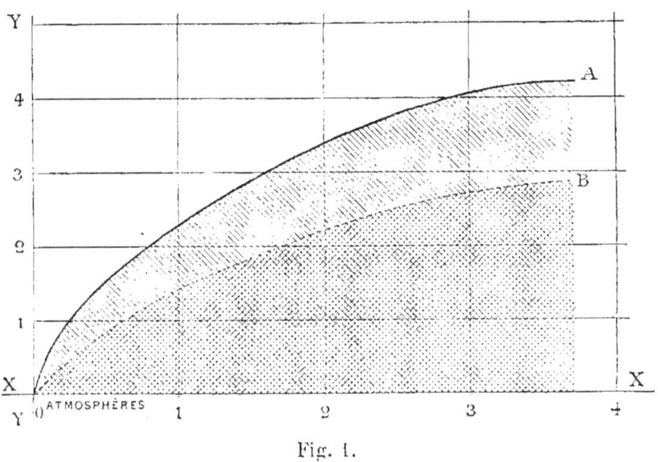

Fig. 1.

de liquide disparu du récipient gradué du pulvérisateur, une simple lecture est ici nécessaire,
et elle confirme exactement le fait annoncé.

2° *Dans des conditions variables de pression, les poids des liquides échappés par le même
orifice sont inégaux dans des temps égaux.*

En effet, ces poids croissent avec la pression,
mais non proportionnellement à elle, ainsi que le
tableau suivant en fait foi :

Pressions dans le générateur.	Poids du liquide pulvérisé dans des temps égaux.
Une demi-atmosphère.............	8 parties.
Une atmosphère....................	13 —
Une atmosphère et demie..........	18 —
Deux atmosphères.................	22 —
Deux atmosphères et demie........	25 —
Trois atmosphères.................	27 —

La courbe OB de la fig. 1 a été construite sur ces données numériques.

Avant d'aller plus loin, faisons ressortir cette conclusion, que dans tout pulvérisateur à vapeur, la pression doit être invariable, si on tient à avoir un spray de composition bien définie, ce n'est d'ailleurs qu'en éliminant cette inconnue qu'on peut calculer la richesse du spray en substance active.

En effet, quand on connaît une fois pour toutes le poids P de vapeur émise par l'orifice dans l'unité de temps, et la quantité Q du liquide médicamenteux qu'elle entraîne avec elle, le poids total du spray sera toujours représenté par $P + Q$.

Si Q, pour choisir un exemple, est une solution mercurielle à $\frac{1}{1.000}$ le titre du spray sera $\frac{1}{2.000}$, quand $P = Q$; ce titre diminuera si Q devient plus petit que P.

Voici d'ailleurs la formule générale qui indique la composition du spray en fonction de l'invariable P et de la variable Q.

$$T, \text{ ou le titre du spray} = \frac{Q}{(P+Q)10^n}$$

$\frac{1}{10^n}$ représentant le titre du liquide médicamenteux.

Cette expression fort simple, répond aussi aux cas où P cesserait d'être constante pour devenir variable. Mais, nous le répétons, il est plus pratique de déterminer une fois pour toutes la quantité de vapeur échappée dans l'unité de temps de la chaudière chargée d'un poids invariable ; cette donnée aisée à obtenir peut être d'ailleurs demandée au constructeur des pulvérisateurs.

Si, comme nous l'avons démontré, la quantité du liquide pulvérisé n'est pas exactement pro portionnelle à la tension de la vapeur dans la chaudière, il existe cependant un rapport constant entre le pouvoir aspirateur du jet de vapeur et le débit du liquide pulvérisé.

Pour nous, ce *pouvoir aspirateur* est indiqué par la hauteur mercurielle que le jet détermine dans le tube abducteur, pouvoir très différent, suivant la disposition respective des orifices capillaires, mais fort stable dans tout système invariablement fixé.

En opérant avec des pulvérisateurs parfaitement réglés au point de vue de la pression et
de la disposition réciproque des orifices, nous
avons obtenu le tableau suivant :

Pression.	Poids du liquide pulvérisé.	Force aspirante en c. m. de mercure.	Rapport.
Une demi-atmosphère....	8 parties	7 c. m.	1,14
Une atmosphère..........	13 —	12 —	1,08
Une atmosphère et demie..	18 —	17 —	1,07
Deux atmosphères........	22 —	21 —	1,04
Deux atmosphères et demie.	25 —	24 —	1,03
Trois atmosphères........	27 —	26 —	1,03

d'où il découle que le rapport entre le poids du
liquide pulvérisé et la hauteur de la colonne
mercurielle est sensiblement constant.

C'est là un fait d'autant plus intéressant à
constater que le pouvoir aspirateur du jet n'est
pas proportionnel à la pression qui l'engendre.

DE LA TEMPÉRATURE DU SPRAY

Au point précis où la vapeur s'échappe du générateur elle possède exactement la température
correspondant à sa tension ; elle est de 120° à une
atmosphère, de 135° à deux atmosphères, etc.,
mais au moment de la détente, cette température baisse très vite et devient assez faible
pour ne pas brûler la main placée à quelques

centimètres (il s'agit d'orifice forts petits de 1/2 à 2/3 de millimètres de diamètre). Nous nous sommes d'ailleurs à cet égard livrés à quelques expériences thermométriques résumées dans le tableau qui suit :

Distance de l'orifice.	TEMPÉRATURE DU JET SOUS :		
	1 atmosphère.	2 atmosphères.	3 atmosphères.
à 5 centimètres.	37°—38°	40°—41°	41°—42°
à 10 —	31°—32°	32°—33°	33°—34°
à 20 —	24°—25°	25°—26°	26°—27°
à 30 —	21°—22°	22°—23°	23°—24°
à 40 —	19°—20°	20°—21°	20°—21°5

Au moment de ces expériences, la température de l'air du laboratoire était de 17°.

Comme on peut en juger, les températures des jets sont indiquées par deux chiffres limites, dont nous aurions pu donner la moyenne sans inconvénient ; cette simplification aurait cependant masqué le phénomène réel accusé par les thermomètres. Quelle que soit la petitesse de la boule de ces instruments et leur immersion parfaite dans le spray, on constate que leur colonne mercurielle est en perpétuelle agitation, ce qui paraît dû aux remous et au refroidissement inégal du jet de vapeur par l'air ambiant, remous dont la direction est inconstante, et l'action intermittente.

Il ne nous échappe pas non plus que la boule

du thermomètre restant mouillée durant le temps de l'expérience, le liquide qui s'évapore à sa surface est une cause de refroidissement ; par suite, les températures données ci-dessus sont au-dessous de la réalité. Nous ajouterons qu'elles sont très faiblement au-dessous, car l'évaporation est très peu active et presque nulle dans un brouillard chargeant constamment l'air à son état hygrométrique maximum.

Enfin, il n'existe pour ainsi dire pas de différence entre la température du jet de vapeur simple et celle du spray résultant du mélange de la vapeur avec le liquide pulvérisé.

Distances de l'orifice.	TEMPÉRATURE DU	
	Jet de vapeur simple à 1 atmosphère et demie.	Spray médicamenteux.
à 5 centimètres...	38° —39°	37°—38°
à 10 — ...	33° —34°	32°--33°
à 20 — ...	25° —26°	24°—25°,5
à 30 — ...	22°,5—23°,5	22°—23°
à 40 — ...	21° —22°,	20°,5—21°

La fig. 2 reproduit dans un diagramme ces deux courbes de températures (TT, T'T'), dont les extrémités terminales ont une tendances à se confondre complètement.

De l'exposé des faits qui précèdent, on peut retenir :

1° Que la température de la vapeur dans le

générateur a une faible influence sur la température du spray prise à 30 centimètres.

2° Que la température du brouillard inhalé

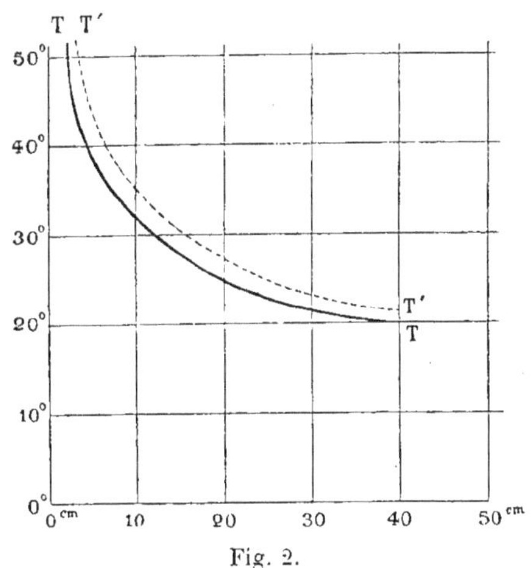

Fig. 2.

possède normalement une température voisine
de 20°—22°, et que ce degré de chaleur n'impres-
sionne pas désagréablement la muqueuse des
voies respiratoires, comme les liquides provenant
des pulvérisateurs à air comprimé, qui, déjà
froids, se refroidissent encore fortement au moment de la pulvérisation.

CHAPITRE IV

Des dispositifs adoptés pour la pulvérisation des liquides.

Les pulvérisateurs dont nous avons fait usage ont été de deux sortes :

Les pulvérisateurs à demeure ;

Les pulvérisateurs portatifs.

Les premiers sont spécialement destinés à servir dans les hôpitaux et les cliniques, les seconds s'adressent aux particuliers.

Pulvérisateur à demeure. — Nous donnerons ici la description du pulvérisateur installé à l'hôpital Rothschild pour nos études sur le traitement des tuberculeux. Il a été construit sur nos indications par la maison Wiesnegg de Paris. Il se compose de deux parties indépendantes, d'un générateur et de plusieurs pulvérisateurs proprement dits.

La fig. 3 donne le modèle de la chaudière que nous avons employée.

Sur une enveloppe en laiton, repose une chau-

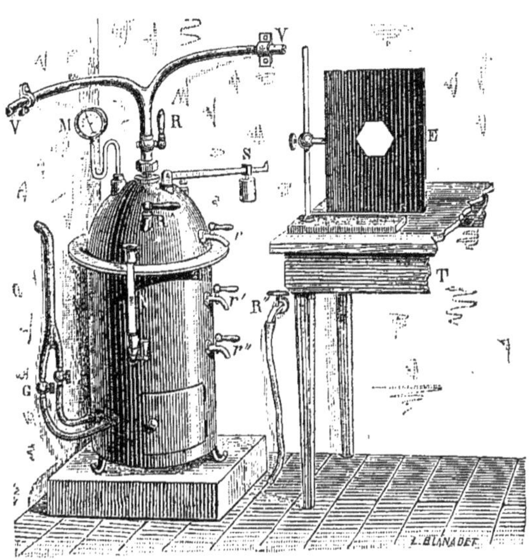

Fig. 3.

dière cylindro-sphérique, munie d'un manomètre M et d'une soupape de sûreté S. Un robinet R permet de lancer la vapeur dans deux tubes de cuivre V et V', et de la conduire aux pulvérisateurs ; un deuxième robinet R' sert à l'expulsion de l'air et de la vapeur. N est le niveau d'eau du générateur, et r,r',r'', sont les robinets de jauge.

La chaudière est chauffée par une double cou-

ronne de bec Bunsen, qui reçoit le gaz par une
conduite biffurquée, de façon à permettre d'é-
teindre séparément l'une ou l'autre couronne de
brûleurs. Le robinet R″ est piqué sur une conduite à eau, et sert à alimenter la chaudière au
moyen d'un tube de caoutchouc qu'on adapte à
l'un des robinets de jauge.

La figure 3 représente de même un fragment
de la table où sont placés les pulvérisateurs et les
écrans destinés à protéger le visage des malades
au moment des inhalations ; ces écrans mobiles
fort simples, se composent d'une plaque de cuivre vernie E percée à son milieu d'une ouverture hexagonale, et pouvant glisser sur une
tige verticale, de façon à permettre au malade de placer cette ouverture dans le centre
du jet.

La fig. 4 donne le dessin de notre pulvérisateur.

Sur le tube abducteur de la vapeur T, est
vissé un robinet R terminé par une douille recti-
ligne percée d'une ouverture de 1/2 à 1/3 de
millimètre ; sur cette douille glisse un arc A
pouvant y être solidement assujetti au moyen
d'une vis de pression, cet arc est terminé à son
autre extrémité par un anneau retenant une
pointe de verre, liée au tube à robinet de verre

P du récipient au moyen d'un petit tube de caoutchouc.

Ce récipient V est formé d'un flacon à éprouvette graduée par 5 c. m. c., fermé par un bou-

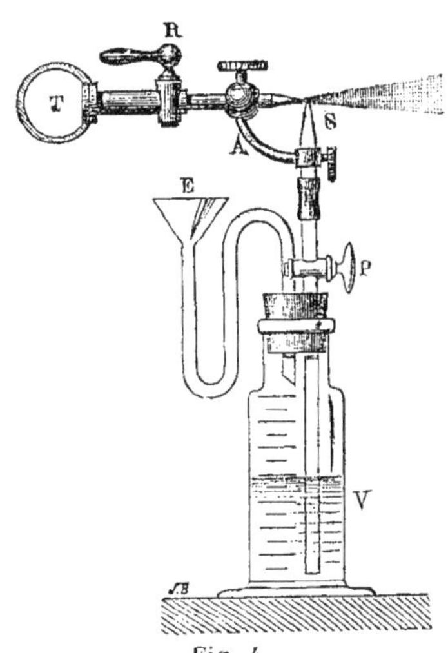

Fig. 4.

chon de caoutchouc à trois trous, dont l'un est
destiné au passage du tube à robinet P, l'autre
donne passage à un entonnoir E, permettant de
remplir le flacon sans toucher au système; le
troisième trou est garni du petit tube non
représenté dans la figure 4 qui donne issue à
l'air au moment du remplissage.

La planche que nous donnons est si aisée à
comprendre que nous n'entrerons pas dans d'au-

tres explications. Le robinet de la vapeur étant
entièrement ouvert, le liquide est aspiré jusqu'à
la pointe de verre S et projeté sous forme de
spray sur les écrans derrière lesquels se tiennent
les malades.

Ces détails connus, on saisira facilement la

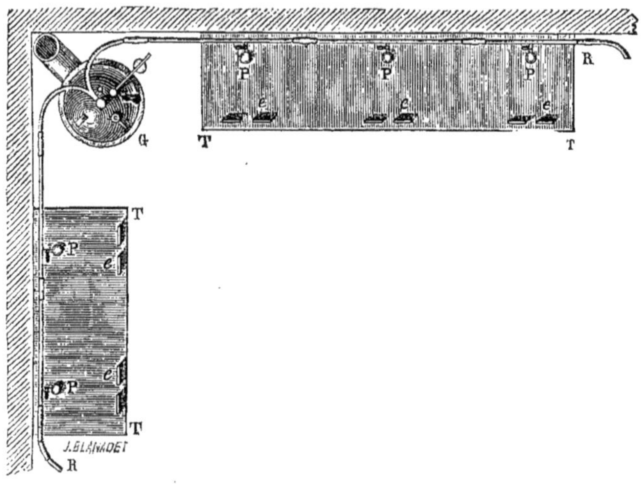

Fig. 5.

projection horizontale (fig. 5) de notre installation à l'hôpital Rothschild. Situé dans le coin d'une
pièce, le générateur G est en communication avec
deux tubes de cuivre longeant les murs, et légèrement inclinés de façon à permettre à l'eau condensée de gagner les robinets de purge R,R. Sur
le parcours de ces tubes, sont placés les pulvéri-

sateurs P,P,P, au nombre de cinq, reposant sur les tables T,T, supportant également les écrans. Cette disposition, imposée par le local qui nous a été gracieusement accordé, ne nous paraît pas très recommandable; dans une pièce un peu vaste, nous conseillons de disposer en cercle, la rampe conduisant la vapeur, à l'extérieur de laquelle seraient disposés des tables ou des tabourets pour soutenir les pulvérisateurs et les écrans. Le tube circulaire serait légèrement hélicoïdal, de manière à favoriser l'écoulement de l'eau condensée vers un robinet purgeur terminal.

Quoi qu'il en soit de ces dispositions plus ou moins heureuses, notre appareil peut-être mis sous la pression d'une atmosphère dans l'espace d'un quart d'heure, et comme chaque pulvérisation dure environ cinq minutes, dans l'espace d'une heure nous aurions pu traiter 50 tuberculeux, si nous les avions eus; en un quart d'heure nous traitions une dizaine de ces malades, dont l'un d'eux remplissant les fonctions de mécanicien en chef avait rapidement appris à chauffer le générateur, à le régler, et à veiller au bon fonctionnement de la machine et des pulvérisateurs.

Cet essai que nous avons tenté et qui nous a parfaitement réussi, nous fait espérer que de semblables installations considérablement perfectionnées pourraient avoir lieu dans les hôpitaux, et permettre de traiter matin et soir en fort peu de temps par notre médication, des centaines de tuberculeux. Cette installation se prêterait d'ailleurs à l'emploi des pulvérisations médicales de toute nature.

Pulvérisateurs portatifs. — S'il est aisé d'établir à poste fixe un pulvérisateur fonctiontionnant d'une manière irréprochable, il est beaucoup plus difficile d'obtenir des constructeurs de semblables appareils portatifs se prêtant commodément au traitement des malades à domicile. Cependant le type représenté par la fig. 6 remplit toutes les conditions désirables, c'est-à-dire qu'il donne la pression sous un poids invariable, et permet au médecin de régler le titre du spray.

Cet appareil se compose d'une lampe à alcool, L, d'un générateur C, d'une ouverture d'alimentation E, d'une soupape à poids constant S placée sur le dôme de la chaudière, d'une douille à robinet R′, sur laquelle se visse solidement un arc métallique M, maintenant au moyen d'une vis de pression le tube de verre à robinet R, dont l'extrémité plonge dans le récipient gradué V, contenant le liquide à pulvériser.

La lampe à alcool doit pouvoir débiter une
source de chaleur assez élevée, sans toutefois

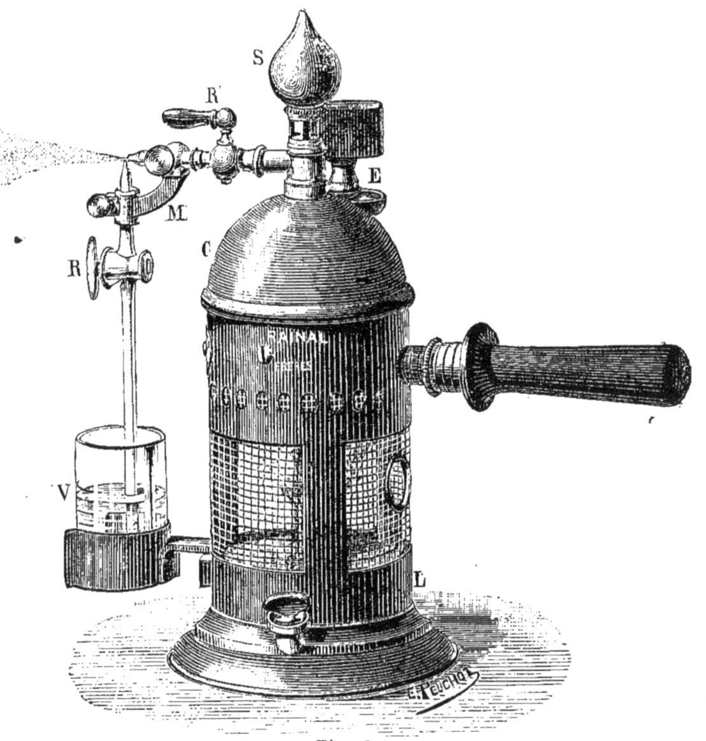

Fig. 6.

être capable de produire une pression supérieure
à quatre atmosphères.

Le générateur sphérique fait avec une feuille
de cuivre de 1 millimètre d'épaisseur, estampée
en deux hémisphères réunies par une brasure
irréprochable, est muni d'une soupape de notre

invention, consistant en une masse de laiton
tournée en forme de poire, de façon à rappro-
cher de la base le centre de gravité. Sur cette
base est implantée une tige terminée en bas par
un cône de 1 de hauteur sur 1 de diamètre.
Le cône s'engage à frottement dans une ouverture conique qui donne issue à la vapeur dès
que celle-ci atteint une pression comprise entre
atmosphère et une atmosphère et demie. Quand
la soupape laisse échapper un jet de vapeur
continue, on ouvre le robinet R', et la pulvérisation commence. On voit alors le liquide du
récipient s'élever par une ascension rapide jusqu'au jet de vapeur ; quand le robinet R est
grandement ouvert, cette ascension rappelle
celle de la colonne de mercure au sommet d'un
tube barométrique que l'on incline, et le choc
sec qui en résulte. Le réglage de la position
respective des deux orifices par lesquels s'é-
chappe la vapeur et le liquide à pulvériser est
assez délicat, il exige quelques tâtonnements
que le constructeur peut d'ailleurs éviter aux
malades.

CHAPITRE V

Des substances antiseptiques.

Depuis que le docteur R. Koch a démontré que la phtisie pulmonaire dont l'inoculabilité avait été mise hors doute par M. Villemain, est due à un organisme microscopique de l'ordre des bacilles on est revenu avec persévérance sur le traitement de cette affection par les inhalations et les pulvérisations.

Dans ce but, on a employé les eaux sulfureuses, auxquelles l'on peut faire le grave reproche d'être douées d'une asepticité très faible, les solutions de créosote, d'acide phénique, dont le pouvoir antiseptique n'est malheureusement pas aussi puissant qu'on l'avait cru tout d'abord. Nous en dirons tout autant des acides salicylique, benzoïque, du benzoate de soude, etc...

substances dont l'action microbicide est faible, eu égard à l'ennemi qu'on a à combattre.

On a encore préconisé les essences de térébenthine, dont l'action est encore bien inférieure à celle des corps que nous venons de citer.

Plus récemment on a lancé dans la thérapeutique antibacillaire, l'acide fluorhydrique, remarquable par la propriété qu'il présente d'attaquer le verre. La chimie possède cependant des acides minéraux encore plus énergiques, puisque plusieurs d'entre eux dissolvent le plomb, le platine, l'or, respectés par l'acide fluorhydrique ; nous voulons parler des gaz chloroazotique et chloroazoteux dégagés par l'eau régale, et dont l'action ne le cède pas en énergie à l'hydracide du fluor.

Nos expériences nous permettent d'affirmer en outre que ces vapeurs acides, capables d'irriter fortement les muqueuses, sont neutralisées complètement par les liquides que sécrète l'économie, par les crachats, dont l'alcalinité est manifeste ; et quand bien même ce fait n'existerait pas, les vapeurs des hydracides, si avides d'eau, une fois entrées en solution présentent un pouvoir antiseptique inférieur celui de l'acide phénique.

Les vapeurs d'iode qu'on a de même employées dans les inhalations pulmonaires, montrent des propriétés trop irritantes ; d'ailleurs, comme nous l'avons constaté, l'iode se combine rapidement à la matière organique et cesse d'être à l'état de liberté. Nous avons pu laisser pendant plusieurs jours au contact de ces vapeurs des microbes vulgaires sans être parvenus à les détruire, tandis que le brome gazeux et surtout le chlore humide, agissent avec plus d'énergie sur les bactéries, mais ce sont là encore des agents destructeurs beaucoup trop puissants pour nos tissus. L'antiseptie ne doit pas consister à détruire, mais à préserver et à conserver nos organes ; et ce but peut être fort heureusement atteint sans avoir recours à la classe des antiseptiques corrodants.

Pour choisir un exemple, nous prendrons l'acide benzoïque, très inoffensif quand on l'applique sur la peau, et l'acide nitrique monohydraté qui la détruit en quelques secondes, nous pourrions citer pareillement l'acide sulfurique, dont les brûlures sont également fort graves. Cependant l'expérience démontre que l'acide benzoïque est un excellent antiseptique à 1 pour 1,000, tandis que les acides minéraux que nous venons de citer demandent pour montrer une action désinfectante identique à être trois fois plus concentrés, c'est à dire en solution titrant, 3 pour 1,000.

Il faut donc raisonner le choix des antiseptiques, et se rappeler que les corps qui peuvent dissoudre les métaux ou le verre, se montrent à l'essai trois à quatre fois moins désinfectants que plusieurs sels de la chimie peu caustiques, tels que par exemple les sels de cuivre, et cent fois moins bactéricides que les mercuriaux, auxquels nous avons donné la préférence.

C'est donc après nous être livrés à une étude longue et minutieuse, c'est après avoir déterminé successivement le pouvoir aseptique des principaux corps employés en médecine, que nous avons été amenés à les classer eu égard à leur propriété antimicrobienne dans l'ordre indiqué par le tableau suivant :

DU POUVOIR ANTISEPTIQUE DE QUELQUES SUBSTANCES CHIMIQUES

1. Biiodure de mercure, solution aseptique à .		1/40.000
2. Iodure d'argent	—	1/33.0 0
3. Eau oxygénée	—	1/20.000
4. Bichlorure de mercure	—	1/15.000
5. Azotate d'argent	—	1/12.500
6. Acide osmique	—	1/6.600
7. Acide chromique	—	1/5.000
8. Chlore	—	1/4.000
9. Iode	—	1/4.000
10. Chlorure d'or	—	1/4.000
11. Bichlorure de platine	—	1/3.300
12. Acide cyanhydrique	—	1/2.500
13. Iodure de cadmium	—	1/2.000

14. Brome, solution aseptique à............ 1/1.660
15. Iodoforme — 1/1.660
16. Bromoforme — 1/1.400
17. Chlorure cuprique — 1/1.400
18. Chloroforme — 1/1.250
19. Sulfate de cuivre — 1/1.100
20. Acide salicylique — 1/1.000
21. Acide benzoïque — 1/900
22. Cyanure de potassium — 1/830
23. Bichromate de potasse — 1/830
24. Chromate neutre de potasse — 1/760
25. Acide picrique — 1/760
26. Gaz ammoniac — 1/710
27. Chlorure d'aluminium — 1/710
28. Chlorure de thallium — 1/660
29. Chlorure de zinc — 1/530
30. Acide thymique — 1/500
31. Chlorure de plomb — 1/500
32. Analgésine — 1/470
33. Chlorure de cobalt — 1/470
34. Chlorure de nickel — 1/470
35. Azotate de cobalt — 1/470
36. Sulfate de nickel — 1/380
37. Essence de mirbane — 1/380
38. Azotate d'urane — 1/360
39. Acide sulfurique — 1/330
40. Acide azotique — 1/330
41. Acide chlorhydrique — 1/330
42. Acide phosphorique — 1/330
43. Essence d'amandes amères — 1/330
44. Acide phénique — 1/300
45. Permanganate de potasse — 1/280
46. Azotate de plomb — 1/280
47. Aniline — 1/250
48. Alun de chrome — 1/240
49. Alun ordinaire — 1/220
50. Tannin — 1/210
51. Acide oxalique ⎫
52. Acide tartrique ⎬ — 1/200
53. Acide citrique ⎭

54. Sulfhydrate de sodium, solution aseptique à.   1/200
55. Bromhydrate de quinine   —   1/180
56. Acide arsénieux   —   1/165
57. Sulfate de strychnine   —   1/140
58. Acide borique   —   1/130
59. Arsénite de soude   —   1/110
60. Hydrate de choral   —   1/105
61. Salicylate de soude   —   1/100
62. Sulfate de protoxyde de fer   —   1/90
63. Alcool amylique   —   1/70
64. Soude caustique   —   1/55
65. Ether sulfurique   —   1/45
66. Protochlorure de manganèse   1/40
67. Alcool butylique   —   1/28
68. Chlorure de calcium   —   1/25
69. Alcool propylique   —   1/17
70. Emétique   —   1/14
71. Iodure d'ammonium   —   1/14
72. Borate de soude   —   1/14
73. Chlorhydrate de morphine   —   ·   1/13
74. Chlorure de strontium   —   1/12
75. Chlorure de lithium   —   1/11
76. Chlorure de baryum   —   1/10
77. Alcool ordinaire (éthylique) —   1/10
78. Chlorure d'ammonium   —   1/9
79. Sulfocyanure de potassium   —   1/8
80. Arséniate de potasse   —   1/8
81. Iodure de potassium   —   1/7
82. Bromure d'ammonium   —   1/6
83. Chlorure de sodium (sel marin)   1/6
84. Chlorure de potassium   —   1/5
85. Prussiate de potasse   —   1/5
86. Glycérine (D = 1,25)   —   1/4,5
87. Bromure de potassium   —   1/4
88. Sulfate d'ammoniaque   —   1/4
89. Urée naturelle   —   1/4
90. Hyposulfite de soude   —   1/3,7
91. Chlorure de magnésium   —   1/3,5
92. Chlorate de soude   —   1/2,5

Nous avons naturellement été conduits à

employer la substance la plus fortement antiseptique ; ces essais ne datent pas d'aujourd'hui, dès l'année 1883, nous avons parlé du pouvoir désinfectant remarquable du biiodure de mercure et de son application thérapeutique à la phtisie pulmonaire.

Le biiodure de mercure n'étant pas suffisamment soluble dans l'eau distillée, on doit pour obtenir des solutions parfaitement claires et stables dans leur composition, les dissoudre dans une eau chargée d'iodure de potassium.

La formule suivante nous paraît la plus recommandable pour les pulvérisations.

Biiodure de mercure	1
Iodure de potassium	1
Eau distillée	1,000

Cette solution se conserve indéfiniment inaltérée. On doit se garder d'y ajouter d'autres substances médicinales, qui auraient pour but de calmer son action sur les bronches, telles que laudanum de Sydenham, le chlorhydrate de morphine, le chlorhydrate de cocaïne, car l'on verrait bientôt la solution se troubler et le mercure se précipiter au fond du vase sous forme insoluble, d'où il résulterait un appauvrissement considérable du titre de la solution, et même la précipitation totale du principe microbicide.

Le biiodure de mercure, pourra-t-on objecter, mis au contact de l'iodure de potassium s'y combine instantanément pour former un iodo-mercurate de potassium dont les propriétés physiques diffèrent absolument du premier sel. Cela est exact; le biiodure de mercure est un sel rouge peu soluble dans l'eau, tandis que l'iodo-mercurate de potassium est un sel jaune vert, déliquescent, etc…, n'est-il pas alors rationnel de penser que le nouveau sel a beaucoup perdu des qualités désinfectantes du premier?

D'abord, nous tenons à déclarer que les solutions qui ont servi à nos expériences ont toujours été obtenues avec l'iodure de potassium et que leur pouvoir microbicide a été calculé d'après le poids d'iodure mercurique mis en solution dans l'iodure alcalin, sans que nous nous soyions préoccupés des transformations que pouvait subir cette substance ; la chimie démontre qu'elle forme un iodo-mercurate, la micrographie démontre que cet iodo-mercurate est plus antiseptique qu'un poids égal de sublimé corrosif. Quant au léger excès d'iodure de sodium ou de potassium employé pour maintenir l'iodure hydrargirique à l'état potable, suivant l'expression des alchimistes, son pouvoir antiseptique peut être considéré comme nul, les iodures alcalins ne pouvant s'opposer victorieusement aux phénomènes de la putréfaction qu'à des doses massives ; celle que nous avons calculée pour l'iodure de potassium en particulier est de 14 pour 100.

En terminant ce chapitre, nous remarquerons que l'iodo-mercurate de potassium étant un sel déliquescent, il se dissout instantanément au contact de la moindre humidité, en un mot, qu'une fois parvenu dans l'arbre respiratoire à l'état sec, il entre rapidement en solution, tandis que l'iodoforme, l'acide salicylique, les essences de térébenthine, d'eucalyptus, restent longtemps à l'état de globules ou de molécules insolubles, et sont souvent rejetées en partie ou en totalité par les crachats comme les poussières atmosphériques appelées dans nos poumons par le phénomène de la respiration.

Si nous venons de parler de l'état sec de l'iodo-mercurate de sodium, c'était pour nous faciliter une simple comparaison. Ce sel peut être en effet desséché à l'étuve, mais sa grande avidité pour l'eau, est cause que dans les pulvérisations il n'arrive jamais à perdre complètement son eau, et que le microscope le montre toujours, sous la forme d'un globule liquide fin, ne pouvant déceler la présence d'iodo-mercurate cristallin, que sur des lames porte objets convenablement chauffées.

Le biiodure de mercure pur très peu soluble comme nous venons de le dire convient bien moins que l'iodo-mercurate de potassium dans la pratique des pulvérisations.

CHAPITRE VI

De la pénétration dans le poumon des liquides médicamenteux.

Les liquides médicamenteux pulvérisés pénètrent-ils dans la trachée, les bronches et les ramifications bronchiques ? telle est la question qui préoccupe avec raison de nombreux médecins ; les uns pensent que les liquides pulvérisés restent dans la bouche, le pharynx, et franchissent difficilement l'obstacle que leur oppose la structure compliquée de larynx, les autres, et de ce nombre on peut citer Demarquay et Gobley, ont démontré par les réactions chimiques, que les liquides pulvérisés pénétraient dans les globules pulmonaires.

La question de savoir si les gouttelettes plus ou moins grossières d'un spray mal formé arrivent jusqu'à la trachée, nous a fort peu préoccupés, il nous a paru beaucoup plus important d'établir que le médicament y pénètre soit à l'état presque sec, soit dissout dans une molécule d'eau microscopique.

Les résultats constants de nos recherches nous ont amenés à des conclusions positives.

D'abord, quand on pénètre dans une salle où fonctionnent depuis quelque temps 4 à 5 pulvérisateurs lançant dans l'air un spray mercurique, l'on éprouve, si l'on n'est pas habitué à cette nature de spray, une sensation de chaleur dans le larynx, qui s'étend rapidement à la trachée et qui gagne plus tard les bronches, cette sensation de brûlure, plus vive au voisinage des cordes vocales, persiste pendant plusieurs heures après qu'on a quitté la salle où s'effectuent les pulvérisations.

Ce simple phénomène physiologique équivaut à une démonstration irrécusable de la pénétration du médicament; car, si on substitue à la solution mercurique de l'eau pure, le larynx et les bronches ne deviennent le siège d'aucune sensation spéciale.

D'autre part, l'analyse optique de l'air démontre que l'atmosphère des salles où se pratiquent les pulvérisations sont remplies de particules excessivement tenues de biiodure, qui flottent et s'échappent au gré des courants d'air par les ouvertures des pièces comme les poussières que le balayage y met en suspension.

Puisqu'il n'est pas douteux que les poussières vulgaires (charbon, farine, etc.) entrent dans les voies respiratoires, il serait illogique de faire exception pour l'une d'entre elles ; le biiodure doit arriver également dans l'appareil pulmonaire par le jeu régulier de l'inspiration.

Nous avons fait, malgré l'évidence des considérations qui précèdent, plusieurs séries d'expériences que nous allons rapporter méthodiquement.

A. *Calcul du poids total de la buée médicamenteuse introduite dans l'économie*. — Le dispositif que nous avons employé pour ce genre d'expériences a été le suivant :

En face d'un pulvérisateur à vapeur pouvant fonctionner sans variations d'aucune sorte, pendant plusieurs heures consécutives, nous avons placé, à 40 cent. dans le milieu du spray, un appareil composé d'une éprouvette à dessécher les gaz, pleine de chlorure de calcium, disposée horizontalement, de façon à présenter au jet de vapeur une ouverture béante de la grandeur environ de l'ouverture buccale. Cette éprouvette était refroidie pendant l'expérience, afin d'éviter l'échauffement considérable du chlorure de cal-

cium, qui se produit au moment où ce sel se
liquéfie sous l'action de la buée condensée; la
tubulure latérale de cette éprouvette était reliée,
au moyen d'un tube de caoutchouc, à un gros
tube de verre également rempli de chlorure
de calcium desséché, de façon à absorber jusqu'aux dernières traces d'humidité.

L'extrémité de ce tube était enfin en rapport
direct avec une trompe aspirante débitant environ
3/4 de litre d'air à la seconde, ce qui correspond
à peu près à la vitesse de l'air introduit dans le
poumon par l'inspiration normale.

Au début de l'expérience, l'appareil était taré,
puis après son exposition à l'action du spray, il
était de nouveau pesé; la différence de poids
qu'il accusait représentait l'eau retenue par le
chlorure de calcium.

Voici d'ailleurs les chiffres fournis par deux
expériences :

PREMIÈRE EXPÉRIENCE

Poids du système à dessécher............		908 gr. 5
Compteur, première lecture...	30 litres.	
Compteur, deuxième lecture..	530 litres.	
Différence	500 litres.	
Poids du système après l'expérience......		929 gr. »
Différence............		21 gr. 5

Mais le chiffre de 21 gr. 5 d'eau retenue, ne
représente pas exactement la quantité du spray

absorbé, car l'air arrive dans l'appareil à dessécher saturé de vapeur d'eau au maximum de
tension; à 15°, un mètre cube d'air saturé
d'humidité contient environ 12 gr. 7 de vapeur
d'eau, d'où la correction suivante pour 500 litres
d'air.

Différence de poids du système....   21 gr. 5
                     Moins........   6 gr. 3
                                    ____
Poids net du spray retenu.........   15 gr. 2

En aspirant 500 litres dans le sein du jet du
pulvérisateur, on absorbe 15 gr. 2 de liquide,
soit 0 gr. 03 centigr. par litre d'air.

DEUXIÈME EXPÉRIENCE

Poids du système à dessécher............   882 gr. »
Compteur, première lecture.   530 litres.
Compteur, deuxième lecture.   1.030 litres.
                                ____
        Différence.......   500 litres.
Poids du système après l'expérience ......   901 gr. 5
                                            ____
        Différence..............   19 gr. 5
Moins la vapeur d'eau de l'air saturé......   6 gr. 3
                                            ____
        Reste.................   14 gr. 2

D'où l'on déduit pour la quantité de spray
absorbé par litre, le nombre 0 gr. 029, soit à
peu près 0 gr. 03 centigr.

Donc un malade, placé à 0^m,40 centimètres
en face d'un jet de liquide pulvérisé absorbe très
peu de liquide pulvérisé. Dans 5 minutes, à
20 inspirations par minute, c'est tout au plus si

cette quantité s'élève à 3 gr., ce qui représenterait en ne tenant pas compte de la concentration des globules d'un spray à $\frac{1}{2.000}$, 1 millig. 1/2 de biiodure de mercure.

Pour être complets dans notre description, nous devons ajouter que chacune de ces expépériences a duré 9 à 10 minutes, pendant lesquelles la quantité de spray lancée dans l'atmosphère, s'est élevée à 96 grammes.

La proportion entre le poids du spray absorbé et celui qui a été débité par le pulvérisateur se montre comme 1 est à 32. Dans ces conditions, il serait nous croyons illusoire de baser un traitement actif sur une si faible quantité de spray introduit dans le poumon, si on admettait que le poids du liquide absorbé est réellement une solution mercurique à $\frac{1}{2.000}$.

Si maintenant on répète les mêmes expériences à 80 cent. du pulvérisateur, le poids de liquide absorbé par les appareils dessicateurs, devient à peine égal à 13 ou 14 gr. par mètre cube ; en déduisant de ce chiffre la vapeur d'eau atmosphérique, les éprouvettes n'accusent pas trace sensible d'absorption de spray. En effet, à cette distance, dans les pulvérisations fines et bien conduites, le spray n'existe plus, les molécules liquides ont à peu près disparu, mais il reste le brouillard presque invisible à l'œil, constitué par la substance solide médicamenteuse, et c'est là le point essentiel.

Ainsi, on n'a presque aucun intérêt à connaître quel est le poids de spray reçu dans la bouche ou les bronches, il varie manifestement avec la distance de la bouche du malade à l'appareil; le patient qui se placerait à 10 cent. de l'origine du jet, absorberait la moitié du liquide pulvérisé, dont la grande quantité accumulée dans la bouche, le forcerait à déglutir à tout instant, et son poumon ne recevrait presque rien du remède qui lui est destiné. A une plus grande distance, sa bouche cessera d'être ruisselante, et en revanche, ce ne sera pas plus l'estomac, mais les bronches qui recevront le topique.

Nous avons donc pensé qu'il était plus utile de connaître la quantité du médicament inspiré que la quantité du spray capable d'être absorbé à telle ou telle distance du pulvérisateur, cependant nous avons fait quelques expériences pour connaître le poids du liquide pulvérisé qui pouvait franchir l'isthme du gosier et le triangle glottique.

B. Calcul du poids de la buée médicamenteuse introduite dans la trachée artère. — A une trachée artificielle faite d'un tube de verre surmonté d'un orifice glottique, normalement béant au moment des grandes inspirations, nous avons adapté un appareil de caoutchouc et de gutta-percha, simulant le pharynx et le conduit buccal, le tout disposé de façon à présenter la grandeur et les inclinaisons anatomiques qu'on observe chez l'homme.

L'eau condensée au-dessus des cordes vo-cales, était amenée par une rigole spéciale dans un récipient situé en contre-bas du larynx, de façon à prévenir la chute de cette eau dans le tube représentant la trachée; enfin l'extrémité inférieure de cette trachée s'engageait dans une éprouvette à chlorure de calcium munie comme dans les expériences précédentes, de tubes dessécheurs, mis en communication avec une trompe aspirante.

Première expérience. — Le système que nous venons de mentionner, placé à 40 cent. en face d'un bon pulvérisateur, on déterminait une aspiration de 3/4 de litre environ à la seconde; et on ne tardait pas à remarquer dans la trachée de verre une condensation de vapeur et puis un ruissellement, qui se traduisait un peu plus tard par la formation de veines liquides amenant des gouttes d'eau sur le chlorure de calcium ; les liquides pulvérisés pénètrent donc dans la trachée et les bronches ; comme on aurait pu nous objecter que ce liquide n'était autre que de la vapeur d'eau atmosphérique condensée, (vu la température froide 13° pendant laquelle l'expérience a été effectuée), le système fut placé à l'étuve à 37°, et nous vîmes de même apparaître quoique en moindre abondance, les stries liquides sur la paroi intérieure du tube. Le fait que nous signalons est d'ailleurs des plus accessoires, la pesée avant et après l'expérience des appareils devait nous indiquer avec précision le poids réel du liquide pulvérisé introduit.

```
Pesée initiale des appareils dessiccateurs..      996 gr. 5
Compteur, première lecture.    1,860 litres.
Compteur, deuxième lecture    3,060 litres.
                                ─────────
        Différence....    1,200 litres.
Pesée finale des appareils dessiccateurs...     1,014 gr. 5
                                                ─────────
            Différence........      18 gr. »
```

Si l'on déduit le poids des 1,200 litres de vapeur d'eau à son maximum de tension à 13°, soit environ 13 gr. 5, il reste comme poids de liquide pulvérisé entraîné par 1,200 litres d'air aspirés 5 gr. 5 ; ou par mètre cube 4 gr. 4.

Seconde expérience. — Un nouvel essai exécuté dans des conditions à peu près identiques, mais à 14°,5 de température ambiante, a accusé l'entraînement dans les appareils desséchants.

de 5 gr. 4 de spray par mètre cube, poids de la vapeur atmosphérique déduite.

Nous devons à la vérité d'ajouter que l'eau arrêtée dans la bouche et le pharynx artificiel était trois à quatre fois plus élevée que celle qui avait pénétré dans la trachée, et qu'il s'introduit par conséquent à l'état aqueux dans le poumon une quantité peu élevée des liquides médicamenteux pulvérisés. Mais cette quantité est très sensible, et peut être évaluée environ à 0 gr. 005, par inspiration d'un litre de spray, presque un gramme par séance d'inhalation de 5 minutes, ce qui ne représenterait en tout cas qu'un demi-milligramme de biiodure de mercure, si le spray n'était le siège d'aucune concentration. Mais il n'en est pas heureusement ainsi ; le biiodure de mercure est introduit dans les voies respiratoires à une dose bien plus élevée.

C. De la pénétration du composé médicamenteux dans le poumon. — Ces nouvelles expériences ont été conduites comme les premières, avec cette différence qu'à la place des appareils déjà mentionnés nous avons substitué un ballon de 570 c. m. c. de capacité, contenant 300 gr. d'eau distillée ; la trachée de verre venait effleurer le niveau du liquide à quelques millimètres. Nous avons agi ainsi pour supprimer le barbotement et éviter la projection du liquide dans le tube réunissant le ballon à la trompe aspirante; ce tube de fort diamètre, renfermait de petits fragments de verre, de façon à retenir autant que possible les globules du spray ou les particules solides qui auraient pu s'échapper du ballon; ce corps inerte, était là pour faire office de filtre grossier.

Dans une première séance, l'appareil pulvérisateur fonctionnant sans cesse à 40 cent. de distance de la bouche artificielle, on aspire 2730 litres, à raison de un litre à la seconde.

Dans une deuxième séance, il est aspiré 3,250 litres.
Dans une troisième   —   2,860 litres.
Soit au total 8,840 litres.

Dans l'intervalle des séances, il n'est pas touché au ballon, mais on fait écouler à l'extérieur le liquide accumulé dans le pharynx de gutta percha.

L'aspiration terminée, ce dernier est enlevé, et avec le bec effilé d'une pissette introduit par l'orifice glottique, on lave la trachée de verre à l'eau distillée; le verre concassé du tube aspirateur est projeté dans le ballon et ce tube est également rincé à l'eau pure; toutes les eaux de lavage étant réunies dans le ballon, on acidule le tout à l'acide chlorhydrique et l'on soumet la liqueur à un courant lent d'hydrogène sulfuré prolongé pendant deux heures. Le précipité noir obtenu est décanté, puis bouilli avec du sulfite de soude pour le débarrasser du soufre que peut produire l'hydrogène sulfuré au contact du chlore si fréquemment contenu dans l'acide chlorhydrique. Enfin, le précipité lavé, est séché à 100° et pesé.

8,840 litres d'air aspiré ont amené dans l'eau du ballon un poids de mercure qui évalué à l'état de sulfure, s'élève à 0 gr. 063 millig., ce qui correspond à 0 gr. 122 milligr. de biiodure de mercure.

En supposant que dans une séance d'inhalation un malade aspire 150 litres de spray biiodomercurique à $\frac{1}{2.000}$, chiffre voisin de la réalité, il pénètre dans son poumon un peu plus de 2 milligr. de biiodure ; ce faible poids de substance active suffit à désinfecter 80 gr. de crachats ou de mucus infesté de bacilles vulgaires ou pathogènes. En se soumettant par jour à deux pulvérisations, ce poids doit être doublé et porté à 160 gr.

Nous pensons qu'un traitement anti-parasitaire basé sur ces faits ne doit pas être considéré comme inefficace ; nous venons de démontrer en même temps qu'il ne présente aucun danger.

Poussant plus loin nos investigations, nous avons recherché si le spray ou plus exactement si les particules médicamenteuses qui en proviennent peuvent être amenées au delà des grosses bronches par le phénomène de l'inspiration. En plaçant à l'extrémité d'un tube de caoutchouc de 4 mètres de long un tube de verre plein de cristal concassé faisant l'office de bourre, nous avons pu décéler après le passage de 2 à 3,000 litres d'air, la présence du mercure dans le cristal concassé.

Nous ajoutons que la pénétration de la force du médicament est telle, qu'en faisant barbotter l'air chargé de spray dans un flacon laveur, on retrouve du mercure dans les bourres qui filtrent cet air à sa sortie du barbotteur.

Ainsi, aucun doute ne saurait subsister : le médicament parvient en quantité appréciable dans les petites bronches du poumons ; c'était là un point capital, que nous avions à cœur d'établir solidement.

DEUXIÈME PARTIE

CHAPITRE VII

Observations cliniques.

La meilleure façon de faire connaître les
effets de ce traitement, est de publier intégra-
lement les observations telles que le hasard de
la clinique nous les a fournies pendant un
certain temps. Elles se rapportent toutes à des
phtisies avérées, chez lesquelles un ou plusieurs
séjours antérieurs à l'hôpital n'avaient amené
aucune amélioration. Tous les malades sans
exception sont restés dix à douze jours en observation de manière à éviter de confondre les effets
de la médication avec ceux du régime recons-
tituant de l'hôpital. Ceux mêmes dont l'état au

bout de cette période semblait s'améliorer ne furent pas soumis à nos expériences.

Le nombre des observations que nous publions s'élève à 27, que nous divisons en deux catégories sous la rubrique d'*améliorations* d'une part, d'*états stationnaires et d'aggravations* d'autre part. Le nombre des premières s'élève à 19, le nombre des secondes à 8 ; ce qui constitue une proportion de 70 0/0 environ d'améliorations sur une proportion de 29 0/0 d'insuccès. Les éléments sur lesquels nous nous sommes fondés pour croire à une amélioration, sont l'atténuation des lésions pulmonaires, mais surtout la diminution de l'expectoration et l'augmentation de poids. Quoique nos observations soient publiées sous une forme aussi succincte que possible, ce sont là les points auxquels nous avons accordé le plus d'importance. Nous avons dans presque tous les cas examiné les crachats au microscope, et pour deux d'entre eux (n°s 2 et 18), nous avons même constaté par plusieurs examens la disparition des bacilles après un traitement très prolongé ; mais étant donnée l'impossibilité dans laquelle on se trouve d'examiner tous les crachats expectorés en vingt-quatre heures, nous n'avons pas cru devoir nous en autoriser pour croire à une guérison complète. Nous nous proposons de publier à la suite des observations les déductions thérapeutiques qui en découlent, et nous indiquerons alors les particularités qui n'ont pu figurer sur ce tableau.

		ANTÉCÉDENTS	SIGNES PHYSIQUES	EXPECTORATION	SIGNES GÉNÉRAUX	POIDS DU CORPS
1	D. Hom. 24 ans.	Pas d'antécédents — tousse depuis 4 mois.	Craquements, râles muqueux. Souffle au sommet surtout à gauche. Toux quinteuse. Deuxième degré.	Muco-purulente. 6 nov. 340 gr. en 24 h.	Pas d'appétit. Amaigrissement. Pas de fièvre. Sueurs nocturnes.	6 nov. 55 kil.

Traitement du 10 nov. au 15 décem. 1886.

			SIGNES PHYSIQUES	EXPECTORATION	SIGNES GÉNÉRAUX	POIDS DU CORPS
			Craquements secs persistants. Disparition des râles bullaires.	Crachats devenus séreux. 20 nov. 225 gr. 30 nov. 180 gr. 10 déc. 110 gr.	Réapparition de l'appétit. Disparition des sueurs nocturnes.	20 nov. 55 kil. 300 gr. 30 nov. 55 kil. 600 gr. 10 déc. 56 kil.
2	L. Hom. 37 ans.	Antécédents. Bronchites fréquentes depuis 1878. Hémoptysies.	Craquements secs et humides. Deuxième degré. Toux fréq.	Muco-purulente. Bacilles. 50 à 60 gr. dans les 24 heures. 24 nov. 60 gr.	Appétit. Fistule à l'anus. Amaigrissements. Sueurs nocturnes. Pas de fièvre.	20 nov. 55 kil. 500 gr.

Traitement du 22 nov. au 15 fév. 1887 — du 27 avril au 15 juin 1887 du 15 août au 1ᵉʳ octobre 1887.

			SIGNES PHYSIQUES	EXPECTORATION	SIGNES GÉNÉRAUX	POIDS DU CORPS
			Au 1ᵉʳ oct. 87, respiration rude, soufflante en certains points. Toux rare.	4 déc. 30 gr. 7 déc. 35 gr. 14 déc. 10 gr. 27 déc. 15 gr. 10 janv. 30 gr. 8 fév. 10 gr.	Guérison de la fistule à l'anus. Disparition des sueurs.	4 déc. 56 kil. 14 déc. 56 kil 500. 27 déc. 57 kil. 10 janv. 57 kil. 500. 24 janv. 58 kil. 200. 8 fév. 59 kil.

		ANTÉCÉDENTS	SIGNES PHYSIQUES	EXPECTORATION	SIGNES GÉNÉRAUX	POIDS DU CORPS
2	(Suite).			26 avril 87. 50 gr. 14 mai 20 gr. 5 juin 15 gr. 13 juin 20 gr. ——— 15 août 60 gr. 29 août 60 gr. 12 sept. 35 gr. 25 sept. 25 gr. Plus de bacilles.		26 avril 55 kil. 14 mai 56 30 mai 58 5 juin 58 13 juin 58 ——— 15 août, 57 kil. 500 29 août 58 kil. 200 12 sept. 59 kil. 800 27 sept. 59 kil.
3	F. Hom. 52 ans.	Pas d'antécédents — tousse depuis 8 ans. Hémoptysies.	Râles caverneux. Craquements humides. Souffle. Toux fréquente. Dyspnée.	Crachats muco-purulents. Bacilles. 31 janv. 55 gr.	Peu d'appétit. Amaigrissement notable.	31 janv. 52 kil.
			Traitement du 31 janvier 87 au 25 février.			
			Persistance des signes physiques. Diminution de la toux. Disparition de la dyspnée.	Crachats séreux. 8 fév. 40 gr. 23 fév. 20 gr.	Réapparition de l'appétit.	8 fév. 52 kil. 23 fév. 53 kil.
4	G. Hom. 22 ans.	Pas d'antécédents hérédit. — tousse depuis 6 mois.	Craquements humides et souffle au sommet gauche. Deuxième degré.	Muco-purulente, nummulaire. 25 gr. en 24 heures. Bacilles.	Appétit. Pas de fièvre, ni sueurs.	60 kil.

		ANTÉCÉDENTS	SIGNES PHYSIQUES	EXPECTORATION	SIGNES GÉNÉRAUX	POIDS DU CORPS
4	(Suite).		**Traitement du 21 mars au 20 avril.** Râles sibilants et ronflants persistent ainsi que le souffle.	21 mars 25 gr. 30 mars 25 gr. 11 avril 20 gr. 19 avril 10 gr.		21 mars 60 kil. 30 mars 61 kil. 11 avril 61 kil. 19 avril 61 kil.
5	H. G. Hom. 28 ans.	Pas d'antécédents — tousse depuis 3 ans.	Râles sibilants et ronflants. Quelques râles sous-crépitants au sommet. Dyspnée. **Traitement du 21 mars au 22 avril.** Disparition complète des râles et de la dyspnée.	240 gr. dans les 24 heures. Crachats muqueux. Bacilles. 25 mars 235 gr. 1er avril 290 gr. 11 avril 80 gr. 20 avril 20 gr. Bacilles.	Appétit. Pas de fièvre. Amaigrissement notable 12 livres.	60 kil. 500 gr. 25 mars 60 kil. 5 avril 59 kil. 11 avril 59 kil. 20 avril 60 kil. 500 gr.
6	V. Hom. 30 ans.	Pas d'antécédents. Pleurésie à 27 ans; amaigrissement consécut.	Râles sous-crépitants. Quelques craquements humides aux sommets. Toux quinteuse.	Muco-purulente. Bacilles nombreux. Crachats 150 gr. environ.	Conservation de l'appétit. Pas de fièvre. Sueurs nocturnes.	61 kil.

		ANTÉCÉDENTS	SIGNES PHYSIQUES	EXPECTORATION	SIGNES GÉNÉRAUX	POIDS DU CORPS
6	(*Suite*).		**Traitement du 4 avril au 18 mai.** Craquements secs des sommets persistent. Toux quinteuse a disparu.	1er avril 125 gr. 11 avril 100 gr. 25 avril 80 gr. 14 mai 30 gr.	Sueurs nocturnes ont disparu après 8 jours de traitement.	1er avril 61 kil. 11 avril 62 kil. 25 avril 63 kil. 14 mai 63 kil.
7	B. Hom. 26 ans.	Pas d'antécédents — tousse depuis un an. Hémoptysies fréquentes.	Craquements secs et humides aux deux sommets. Souffle.	Purulente. 60 à 70 gr. dans les 24 heures.	Perte de l'appétit. Sueurs nocturnes.	64 kil. 500 gr.
			Traitement du 11 janvier au 4 février — du 15 août au 13 septembre. Signes d'auscultation persistent. Toux avait disparu.	11 janv. 50 gr. 15 janv. 50 gr. 24 janv. 30 gr. 29 janv. 20 gr.	Réapparition de l'appétit. Disparition des sueurs.	11 janv. 64 kil. 500 gr. 24 janv. 65 kil. 300 gr. 29 janv. 66 kil.
				15 août 110 gr. 29 août 60 gr. 12 sept. 40 gr.		15 août 62 kil. 29 août 63 kil. 12 sept. 63 kil.

		ANTÉCÉDENTS	SIGNES PHYSIQUES	EXPECTORATION	SIGNES GÉNÉRAUX	POIDS DU CORPS
8	D. Hom. 49 ans.	Pas d'antécédents — tousse depuis 4 ans. Hémoptysies.	Craquements humides. Souffle aux deux sommets. Toux fréquente. Deuxième degré.	Muco-purulente. 80 à 100 gr. dans les 24 heures.	Appétit conservé. Amaigrissement. Pas de sueurs ni fièvre.	53 kil. 500 gr.

Traitement du 15 mai au 21 juillet — du 16 août au 27 septembre.

		ANTÉCÉDENTS	SIGNES PHYSIQUES	EXPECTORATION	SIGNES GÉNÉRAUX	POIDS DU CORPS
			Disparition des râles humides. Craquements secs persistent. Toux rare.	15 mai 85 gr. 18 mai 90 gr. 30 mai 80 gr. 5 juin 50 gr. 13 juin 20 gr. 27 juin 20 gr. 11 juillet 20 gr. 22 juillet 25 gr.		18 mai 53 kil. 500 30 mai 53 kil. 500 5 juin 53 kil. 800 gr. 13 juin 53 kil. 500 20 juin 53 kil. 27 juin 52 kil. 800 11 juillet 54 kil. 25 juillet 54 kil.
				17 août 30 gr. 29 août 15 gr. 12 sept. 20 gr. 27 sept. 30 gr.		29 août 55 kil. 12 sept. 55 kil. 27 sept. 54 kil. 500 gr.
9	N. Fem. 23 ans.	Antécédents inconnus — tousse depuis 4 ans. Hémoptysies. Grossesse de 7 mois.	Caverne énorme à droite. Gargouillement, souffle amphorique. Craquements humides au sommet. Troisième degré.	Muco-purulente. 50 à 60 gr. dans les 24 heures. Bacilles.	Appétit. Amaigrissement. Pas de sueurs ni fièvre.	54 kil. 500 gr.

		ANTÉCÉDENTS	SIGNES PHYSIQUES	EXPECTORATION	SIGNES GÉNÉRAUX	POIDS DU CORPS
9	(Suite).		**Traitement du 15 novembre 86 au 6 janvier 87 — du 5 février au 26 mars.**			
			Gargouillement et craquements ont disparu. Souffle et bruit de cuir neuf persistent au niveau de la lésion.	15 nov. 50 gr. 20 nov. 60 gr. 6 déc. 75 gr. 14 déc. 20 gr. 27 déc. 30 gr. 20 fév. 10 gr. 7 mars néant. 21 mars néant. 30 août néant.	Augmentation de l'appétit. Accouchement le 3 janvier. Nouveau-né pèse 3 kil. 300 gr.	15 nov. 54 kil. 500 20 nov. 55 kil. 500 4 déc. 57 kil. 500. 14 déc. 59 kil. 27 déc. 59 kil. 400 gr. 5 fév. 51 kil. 500 gr. 20 fév. 52 kil. 7 mars 52 kil. 500 gr. 21 mars 53 kil.
10	D. Fem. 48 ans	Antécédents — tousse depuis un an. Hémoptysies.	Craquements humides à gauche. Gargouillement à droite. Troisième degré. Accès de toux et dyspnée.	Muco-purulente — 60 à 80 gr. dans les 24 heures. Bacilles	Diminution de l'appétit, amaigrissement notable. Pas de fièvre. Sueurs nocturnes.	37 kil. 600 gr.
			Traitement du 11 janvier 87 au 23 février du 1er avril au 31 mai.			
			Craquements secs et souffle caverneux persistent. Dispa-	11 janv. 60 gr. 24 janv. 30 gr. 8 fév. 30 gr.	Réapparition de l'appétit. Disparition des sueurs.	11 janv. 37 kil. 500 24 janv. 38 kil. 8 fév. 38 kil. 400

		ANTÉCÉDENTS	SIGNES PHYSIQUES	EXPECTORATION	SIGNES GÉNÉRAUX	POIDS DU CORPS
10	(Suite).		rition des quintes de toux et de la dyspnée.	23 fév. 15 gr. 1er avril 40 gr. 11 avril 15 gr. 25 avril 20 gr. 14 mai 10 gr. 30 mai 15 gr. Bacilles.		23 fév. 39 kil. 1er avril 38 kil. 11 avril 38 kil. 25 avril 39 kil. 14 mai 40 kil. 200 30 mai 40 kil. 300
11	B. Fem. 24 ans.	Pas d'antécédents — tousse depuis 6 mois.	Râles sibilants. Craquement aux sommets. Deuxième degré. **Trait. du 20 mars 87 au 19 avril.** Signes d'auscultation ont persisté.	Peu abondante. Bacilles. 21 mars 20 gr. 20 mars 20 gr. 1 avril 8 gr. Bacilles	Peu d'appétit. Amaigrissement. Pas de fièvre.	55 kil. 400. 21 mars 55 kil. 500 30 mars 56 kil. 11 avril 55 kil. 800
12	D. Fem. 38 ans.	Antécédents — tousse depuis 3 ans.	Respiration soufflante. Râles sibilants et ronflants aux sommets. **Traitement du 19 mai au 5 juillet.** Signes d'auscultation ont disparu. Frottements pleuraux.	Muco-purulente. 50 à 60 gr. dans les 24 heures. Bacilles. 15 mai 50 gr. 19 mai 60 gr. 30 mai 25 gr. 6 juin 20 gr.	Pas d'appétit. Amaigrissement notable. Pas de fièvre ni sueurs. Réapparition de l'appétit.	52 kil. 15 mai 52 kil. 19 mai 52 kil. 30 mai 53 kil. 100 6 juin 54 kil.

		ANTÉCÉDENTS	SIGNES PHYSIQUES	EXPECTORATION	SIGNES GÉNÉRAUX	POIDS DU CORPS
12	(Suite).			13 juin 10 gr. Plus de bacilles. 20 juin 10 gr. 27 juin 10 gr. id.		13 juin 54 kil. 500 20 juin 55 kil. 27 juin 53 kil. 800
13	V. Hom. 28 ans.	Pas d'antécédents— tousse depuis 18 mois.	Craquements humides, respiration soufflante et rude. Deuxième degré.	Séro-purulente. 50 à 60 gr. dans les 24 heures.	Pas d'appétit. Amaigrissement notable. Sueurs.	53 kil.
			Traitement du 25 août au 1er oct.			
			Persistance des signes.	25 août 50 gr. 29 août 70 gr. 12 sept. 40 gr. 27 sept. 25 gr.	Augmentation de l'appétit. Disparition des sueurs.	25 août 53 kil. 29 août 53 kil. 12 sept. 53 kil. 27 sept. 53 kil.
14	B. Hom. 19 ans.	Tousse depuis 2 ans à la suite d'une pneumonie. Hémoptysie récente.	Respiration rude. Râles sous-crépitants, toux quinteuse.	Abondante-verdâtre. Bacilles.	Perte de l'appétit. Amaigrissement. Sueurs.	54 kil. 200
			Traitement du 7 sept. au 30 sept.			
			Disparition des signes.	7 sept. 90 gr. 12 sept. 85 gr. 27 sept. 10 gr. Bacilles.	Augmentation de l'appétit. Disparition des sueurs.	6 sept. 54 kil. 500 12 sept. 56 kil. 27 sept. 57 kil. 300

		ANTÉCÉDENTS	SIGNES PHYSIQUES	EXPECTORATION	SIGNES GÉNÉRAUX	POIDS DU CORPS
15	L. Hom. 57 ans.	Tousse depuis 5 ans. Hémoptysies fréquentes.	Souffle. Gargouillement, craquements humides. Toux quinteuse.	Abondante. 120 à 140 gr. dans les 24 heures.	Perte de l'appétit. Amaigrissement notable, pas de fièvre.	56 kil.
			Traitement du 20 juillet au 12 sept.			
			Gargouillement et râles bullaires ont disparu. Respiration rude, souffle tubaire persistent.	20 juil. 130 gr. 2 août 90 gr. 15 août 80 gr. 29 août 30 gr. 12 sept. 20 gr.	Réapparition de l'appétit.	20 juil. 56 kil. 2 août 56 kil. 15 août 56 kil. 800 29 août 57 kil. 400 12 sept 58 kil.
16	D. Hom. 36	Pas d'antécédents— tousse depuis 2 ans. Hémoptysie.	Craquements humides Souffle bronchique. Toux quinteuse.	Expectoration muco-purulente, 250 à 280 gr. dans les 24 heures. Bacilles.	Diminution de l'appétit. Amaigrissement. Pas de fièvre. Sueurs nocturnes.	56 kil.
			Traitement du 25 juillet au 2 septembre.			
			Respiration rude et soufflante. Craquements secs et humides.	4 août 240 gr. 15 août 210 gr. 23 août 180 gr. 2 sept. 160 gr. Bacilles.	Réapparition de l'appétit. Disparition des sueurs.	4 août 56 kil. 15 août 56 kil. 24 août 56 kil. 400 2 sept. 56 kil. 500.
17	P. Hom. 42 ans.	Tousse depuis 6 mois. Hémoptysies.	Craquements humides. Respiration rude et soufflante.	Expectoration séreuse, 50 gr. dans les 24 heures.	Appétit capricieux. Fièvre le soir. Sueurs nocturnes.	69 kil.

		ANTÉCÉDENTS	SIGNES PHYSIQUES	EXPECTORATION	SIGNES GÉNÉRAUX	POIDS DU CORPS
17	(Suite).		Signes d'ausculta-tion persistent.	**Traitement du 12 mars au 1er juillet. — du 15 août au 25 septembre.** 12 mai 44 gr. 21 mai 30 gr. 30 mai 25 gr. 6 juin 25 gr. 13 juin 20 gr. 27 juin 20 gr. 16 août 70 gr. 6 sept. 50 gr. 12 sept. 30 gr. 24 sept. 20 gr.	Réapparition de l'appétit. Dispari-tion des sueurs.	12 mai 69 kil. 21 mai 70 kil. 30 mai 70 kil. 6 juin 70 kil. 500. 13 juin 70 kil. 20 juin 70 kil. 27 juin 70 kil. 500. 16 août 66 kil. 6 sept. 66 kil. 500. 12 sept. 66 kil. 500. 2 sept. 67 kil.
18	V. Hom. 30 ans.	Antécédents. Tousse depuis 6 mois. Hé-moptysies.	Râles sibilants et ronflants. Quel-ques râles s. cre-pilants. 1er degré. Disparition complè-te des râles sibi-lants et s. crepi-lants.	Expectoration sé-reuse 50 gr. dans les 24 h. Nom-breux bacilles. **Traitement ininterrompu du 5 février au 26 août.** 2 mars 60 gr. 30 mars 40 gr. 20 avril 30 gr. 16 mai 20 gr. Bacil-les diminuent. 15 Juin 10 gr.	Bon appétit. Fièvre le soir. Amaigris-sement notable.	53 kil. De février en août son poids a aug-menté de 5 kilos.

		ANTÉCÉDENTS	SIGNES PHYSIQUES	EXPECTORATION	SIGNES GÉNÉRAUX	POIDS DU CORPS
18	(Suite).			du 30 juillet au 26 août expectoration insignifiante. Plus de bacilles.		
19	L. Fem. 23 ans.	Antécédents. Pneumonie en avril 87. Tousse depuis cette époque. Hémoptysie.	Craquements humides. Respiration soufflante. Deuxième degré.. Toux quinteuse.	Muco purulente. 80 à 100 gr. dans les 24 h.	Diminution de l'appétit. Amaigrissement. Fièvre. Sueurs.	52 kil.

Traitement du 16 août au 1er octobre.

		ANTÉCÉDENTS	SIGNES PHYSIQUES	EXPECTORATION	SIGNES GÉNÉRAUX	POIDS DU CORPS
			Respiration rude et soufflante. Plus de craquements.	16 août 80 gr. 29 août 30 gr. 12 sept. 40 gr. 30 sept. 20 gr.	Réapparition de l'appétit. Fièvre et sueurs ont disparu.	16 août 52 kil. 29 août 52 kil. 460 12 sept. 53 kil. 300 30 sept. 54 kil.
20	G. 33 ans. Hom.	Tousse depuis 6 mois.	Craquements. Souffle caverneux. Gargouillements. Troisième degré.	Abondante 150 gr. dans les 24 heures. Toux incessante.	Diminution de l'appétit. Vomissements. Fièvre hectique. Sueurs. Amaigrissement.	51 kil.

Traitement du 24 octobre au 23 novembre.

		ANTÉCÉDENTS	SIGNES PHYSIQUES	EXPECTORATION	SIGNES GÉNÉRAUX	POIDS DU CORPS
			Persistance des signes d'auscultation.	24 oct. 150 gr. 30 oct. 160 gr. 7 nov. 180 gr.	Vomissement. Fièvre et sueurs persistent.	24 oct. 51 kil. 30 oct. 50 kil. 700 7 nov. 50 kil.

		ANTÉCÉDENTS	SIGNES PHYSIQUES	EXPECTORATION	SIGNES GÉNÉRAUX	POIDS DU CORPS
20	(Suite).			23 nov. 170 gr. Les pulvérisations provoquent des quintes et augmentent la toux.		23 nov. 50 kil.
21	C. 42 ans. Hom.	Tousse depuis 1 an.	Craquements et Gargouillements Souffle caverneux. Troisième degré.	Très abondante. 250 à 280 dans les 24 heures.	Pas d'appétit, Fièvre hectique sueurs. Amaigrissement notable : 9 kil. en 3 mois.	54 kil.

Traitement du 4 novembre au 6 décembre.

| | | | Persistance des signes. | le 4 nov. 265 gr. le 8 nov. 210 gr. le 20 nov. 300 gr. le 6 déc. 330 gr. | Fièvre et sueurs persistent, | le 4 nov. 54 kil. le 10 nov. 53 kil. 200 le 20 nov. 53 kil. le 6 déc. 52 kil. 500 |
| 22 | L. 25 ans. Hom. | Syphylis. Tousse depuis 4 mois. Hémoptysie. | Craquements. Gargouillements. Souffle caverneux. Troisième degré. | 40 à 50 gr dans les 24 heures. | Appétit. Fièvre hectique. Sueurs. Amaigrissement. | 53 kil. |

Traitement du 16 novembre au 10 décembre.

| | | | Persistance des signes. | 16 nov. 45 gr. 20 nov. 150 gr. 7 déc. 145 gr. | L'appétit s'est maintenu. La fièvre et les sueurs avaient disparu. | le 16 nov. 52 kil. 500 20 nov. 52 kil. 600 7 déc. 53 kil. |

		ANTÉCÉDENTS	SIGNES PHYSIQUES	EXPECTORATION	SIGNES GÉNÉRAUX	POIDS DU CORPS
23	L. Hom. 53 ans.	Tousse depuis 8 ans. a eu plusieurs hémoptysies.	Craquements. Tintement métallique. Souffle amphorique.	Abondante. Verdâtre, 150 gr. environ.	Peu d'appétit. Amaigrissement. Fièvres et sueurs nocturnes.	54 kil.
			Traitement du 14 décembre au 14 février.			
			Persistance des signes.	14 déc. 145 gr. 27 déc. 145 gr. 10 janv. 135 gr. 24 janv. 100 gr. 8 fév. 120 gr. 16 fév. 200 gr.	Persistance des sueurs et de la fièvre.	14 déc. 54 kil. 27 déc. 54 kil. 500 10 janv. 53 kil. 500 24 janv. 53 kil. 500 8 fév. 53 kil. 16 fév. 53 kil.
24	G. Hom. 20 ans	Antécédents. Tousse depuis 6 mois. Hémoptysies.	Craquements. Souffle caverneux. Troisième degré.	Abondante. Verdâtre, 25 à 30 gr.	Pas d'appétit. Dyspepsie. Fièvre. Sueurs nocturnes. Amaigrissement.	51 kil. 500.
			Traitement du 27 janvier au 7 mars.			
			Signes persistants.	27 janv. 15 gr. 8 fév. 35 gr. 20 fév. 30 gr. 7 mars, 30 gr.	Fièvre et sueurs avaient disparu au bout de 16 jours. Persistance de l'inappétence.	27 janv, 51 kil. 500 8 fév. 51 kil. 500 20 fév. 50 kil. 200 7 mars, 50 kil.
25	B. Hom. 45 ans.	Pas d'antécédents. tousse depuis 2 ans.	Laryngite tuberculeuse. Craquements et souffle caverneux. Troisième degré.	Abondante. Toux quinteuse.	Peu d'appétit. Fièvre et sueurs nocturnes. Amaigrissement.	57 kil.

		ANTÉCÉDENTS	SIGNES PHYSIQUES	EXPECTORATION	SIGNES GÉNÉRAUX	POIDS DU CORPS
25	(Suite).		**Traitement du 8 février au 2 mars.**			
			Aggravation de la laryngite. Signes d'auscultation persistent.	8 fév. 210 gr. 20 fév. 190 gr. 2 Mars. 150 gr. Toux plus quinteuse et plus fréquente.	Fièvre et sueurs ont beaucoup diminué.	8 fév. 57 kil. 20 fév. 56 kil. 200 2 mars, 55 kil. 500
26	S. Fem. 32 ans.	Antécédents. Tousse depuis un an.	Laryngite. Craquements. Deuxième degré.	Abondante. Toux fréquente.	Peu d'appétit. Fièvre. Amaigrissement considérable	56 kil. 500.
			Traitement du 26 mars au 20 avril.			
			Aggravation de la laryngite. Signes d'auscultations persistents.	Toux plus fréquente. 26 mars 170 gr. 1 avril 135 gr. 11 avril 220 gr. 20 avril 270 gr.	Fièvre a persisté.	16 mars, 56 kil. 500. 2 avril 57 kil. 11 avril 57 kil. 20 avril 57 kil.
27	F. Fem. 29 ans.	Tousse depuis 8 mois. Plusieurs hémoptysies.	Craquements et souffle caverneux.	Toux très fréquente.	Peu d'appétit. Dyspepsie. Fièvre et sueurs nocturnes. Amaigrissement.	48 kil.
			Traitement du 15 mars au 25 avril.			
			Persistance des signes d'auscultations.	Toux plus fréquente. 15 mars 50 gr. 21 mars 60 gr. 31 mars 70 gr. 11 avril 80 gr. 16 avril 60 gr. 15 avril 60 gr.	Fièvre et sueurs ont persisté.	15 mars 48 kil. 21 mars 48 kil. 31 mars 47 kil. 500 11 avril 47 kil. 500 16 avril 47 kil. 500 25 avril 47 kil.

CHAPITRE VIII

Effets physiologiques.

Les effets physiologiques de la pulvérisation sont toujours au bout d'une ou deux séances, que les sujets soient sains ou malades, une sensation d'irritation ou de brûlure laryngo-trachéale qui persiste pendant deux ou trois jours. Cette sensation que perçoit toute personne qui se soumet même à une seule séance, s'étend jusqu'à la pointe du sternum et sur les parois latérales de la poitrine. Elle est assez pénible, s'accompagne tout d'abord d'une sensation de sécheresse qui se traduit par un besoin incessant de tousser et de cracher. Au début du traitement les malades voient donc en général leur toux et leur expectoration augmenter. (Observ. 2, 5, 8, 9, 12, 13,—20, 22, 24, 27.)

Crachats. — Dans certains cas cette augmentation ne persiste pas, et l'on voit le poids des crachats diminuer rapidement, tandis que dans d'autres il reste stationnaire et tend à augmenter en même temps que la toux reste plus fréquente, plus quinteuse et plus pénible. Chez ces derniers la prolongation du traitement ne fait qu'aggraver la situation, et qu'exagérer la sécrétion bronchique déjà fort abondante. Ainsi, dans l'observation 21 elle s'élève en un mois de 265 grammes à 330 grammes, dans l'observation 22 de 45 grammes à 140 grammes, dans l'observation 23 de 145 à 200 grammes, dans l'observation 26 de 170 à 270 grammes.

Cet état de choses paraît tenir à la forme anatomique de la lésion. Lorsque nous avons vu se produire la diminution des crachats (de 225 à 110, de 30 à 10, de 85 à 25, de 60 à 15 grammes, de 50 à 10, etc.) ou presque leur disparition (de 235 à 20, de 50 à 0, etc.,) il s'agissait toujours de formes où la lésion était peu avancée, et ne se caractérisait que par des râles sous crépitants, des craquements et du souffle bronchique ; les 19 malades qui ont bénéficié au bout d'un temps relativement court d'une diminution de leur expectoration, étaient tous excepté le n° 9 au premier et deuxième degré. Dans le cas n° 9, il s'agissait d'une énorme caverne sans réaction sur l'économie et dont nous sommes arrivés en trois mois de traitement à tarir la sécrétion, situation qui s'est maintenue depuis dix-huit mois.

Les malades dont l'expectoration augmentait avec le traitement, étaient tous au troisième degré et présentaient des phénomènes d'auto-infection qui se caractérisaient par de la fièvre et des sueurs. Dans deux cas, 24 et 25, ces derniers symptômes s'étaient amendés sans que l'état général parût en être modifié.

Une particularité constante est que l'expectoration augmente quelques jours après la cessation du traitement. Ainsi le sujet n° 2 qui ne crachait que 10 grammes, après 2 mois de traitement, en crache 50 à sa première rentrée, et 60 à la seconde alors que l'expectoration était retombée à 20 grammes après la seconde période de traitement. Les sujets 7, 10, 17 présentèrent les mêmes particularités. Par contre, ceux des malades dont la sécrétion bronchique était presque tarie à leur sortie, et qui surtout avaient suffisamment prolongé leur traitement ne présentèrent par ces rechutes autant du moins que nous avons pu le constater. Aussi croyons-nous qu'il est indispensable de prolonger très lontemps les pulvérisations si l'on veut en tirer un bénéfice durable.

En même temps que l'expectoration diminue, elle change de caractère ; de verdâtre et purulente qu'elle était, elle devient séreuse et liquide.

Chez ies personnes dont les crachats sont fétides, on voit l'odeur disparaitre au bout de quelques pulvérisations. Ce qui tient à la destruction des organismes saprogènes qui vivent concurremment dans le poumon avec le bacille de la tuberculose. Dans tous les cas où la médication est favorable, les crachats présentent au bout de quelque temps les caractères de ceux d'une bronchite aigue. Il y a donc tout lieu de croire que à l'action générale et parasiticide du biiodure s'ajoute une influence topique sur la muqueuse bronchique.

Lésions. — Cette influence topique sur les sécrétions bronchiques, semble également démontrée par la modification des signes d'auscultation.

Toutes les fois qu'il s'est agi de lésions ulcéreuses, les signes ont persisté tout en présentant de notables modifications dans leurs caractères. Ainsi, pour la plupart des cas les râles muqueux et humides se sont transformés en râles et craquements secs. Dans l'observation 2, dont le sujet s'est soumis à la médication pendant sept mois non consécutifs, ses craquements et râles étaient au 1ᵉʳ octobre remplacés par de la respiration rude et du souffle. Dans l'observation 9, où il existait une caverne énorme, le gargouillement très manifeste pendant plusieurs mois a été remplacé par du souffle tubaire qui persistait encore il y a quelques jours (1ᵉʳ octobre), alors que la maladie présentait toutes les apparences d'une guérison complète.

Dans quelques cas (obs. 5 et 25) les signes d'auscultation ont totalement disparu, mais il s'agissait alors de lésions superficielles, de bronchites catarrhales spécifiques dans lesquelles la présence des bacilles et la durée de la maladie avaient seules pu nous permettre d'affirmer qu'il s'agissait de tuberculose. Dans quelques cas longuement observés en ville (observations qui ne figurent pas dans notre mémoire), nous avons vu le bacille disparaître complètement. D'où nous concluons qu'en détruisant les bacilles du crachat, nous empêchons leur migration par la voie des bronches. D'autre part, nous n'ignorons pas que la plupart de ces microphytes infectieux se logent dans les lymphatiques, la paroi des vaisseaux et le parenchyme pulmonaire, et qu'à ce titre ils resteraient à l'abri de la désinfection extérieure, si le biiodure n'était pas absorbé par l'épitéhlinm pulmonaire et les vaisseaux sous jacents.

Toux. — La toux suit une évolution parallèle à celle de l'expectoration. Au début du traitement alors que les organes respiratoires sont irrités par les pulvérisations, la toux augmente. Elle se produit souvent sous forme de quintes à la fin des séances, et s'est même accompagnée quelquefois de vomissements alimentaires. Nous sommes arrivés à pallier cet inconvénient en substituant à la fin des pulvérisations une solution de chlorhydrate de cocaïne à celle de biiodure.

A mesure que l'expectoration diminue, la toux se calme et devient de moins en moins quinteuse. Elle arrive même à ne plus se produire que le matin et le soir, et à cesser complètement la nuit.

Laryngites. — La toux que provoquent les pulvérisations est tout particulièrement pénible chez les sujets atteints de laryngite. Encore faut-il établir des distinctions. Quand il ne s'agit que d'une simple altération de la voix causée par une laryngite catarrhale, le traitement est parfaitement supporté. Qu'il s'agisse par contre de la véritable laryngite ulcéreuse avec aphonie, toux quinteuse, dysphagie, le traitement est difficilement supporté. Il se produit alors une véritable éréthysme des voies respiratoires, et la pénétration de la buée médicamenteuse détermine une toux violente qui s'accompagne souvent de vomissements alimentaires.

Hémoptysies. — Nous étions préoccupés au début de nos essais par la crainte que les pulvérisations n'exposassent les malades aux poussées congestives.

Or, l'expérience nous a démontré qu'il n'en était rien, alors même qu'il y avait eu des hémoptysies antérieures (2, 3, 7, 8, 10, 15, 16, 17), dont quelques-unes même étaient récentes. Chez aucun de ces malades, il n'est survenu d'hémorragie importante. Nous avons quelquefois constaté dans les crachats l'apparition de petites stries sanguinolentes qui disparaissaient d'ailleurs après une interruption de traitement d'un jour ou deux.

Tube digestif. — Comme phénomènes locaux, nous avons encore à signaler les effets que les pulvérisations peuvent avoir sur la bouche et les dents.

Chez certains sujets il se produit une coloration légèrement noirâtre de la langue et des dents qui doit être attribuée à la formation du sulfure de mercure provenant des gaz plus ou moins sulfhydriques qui se dégagent de la sertissure des dents et de la saburre linguale.

CHAPITRE IX

Effets généraux.

Nous rangeons parmi les effets généraux, l'augmentation de poids et de l'appétit, la diminution ou la disparition des sueurs et de la fièvre. Ces modifications ne paraissent devoir être attribuées qu'à l'atténuation des symptômes locaux et présentent en général une marche parallèle à celle-ci. Il se conçoit aisément d'ailleurs que chez les malades dont la toux et l'expectoration diminuent, l'amélioration doit se traduire par certains phénomènes que nous allons envisager en détail.

Poids du corps. — Dans les observations 20, 22, 24, 27, où le traitement a produit une augmentation des crachats, le poids est resté stationnaire et a souvent même diminué. Dans les observations 2 (3 kilog.), 3 (1 kilog.),

8 (1 kilog.), 10 (3 kilog.), 12 (3 kilog.), 15 (2kilog.), le poids du corps a augmenté à mesure que celui des crachats diminuait. La plupart de ces malades avaient beaucoup maigri antérieurement, et cette augmentation ne doit en rien être attribuée au séjour de l'hôpital, étant donné qu'ils y avaient fait antérieurement un ou plusieurs séjours sans présenter le même phénomène et que pendant les quinze jours environ qui ont précédé le traitement, leur poids était resté stationnaire.

L'amaigrissement qui constitue au point de vue de la curabilité de la tuberculose un symptôme d'appréciation des plus importants, n'est donc pas un facteur défavorable, à condition qu'il diminue à mesure que s'atténuent les symptômes. Par contre, le malade chez lequel le processus regressif persiste malgré l'atténuation des symptômes locaux, ne nous paraît devoir tirer aucun bénéfice de la médication, et dans ces cas il est même inutile d'insister plus d'un mois environ.

Fièvre et sueurs. — Les malades chez lesquels nous avons obtenu les meilleures résultats étaient ceux qui n'avaient ni fièvre ni sueurs. Dans quelques cas (1, 2, 6, 7, 10, 13, 14, 16, 17, 19, 12), les sueurs ont disparu après quelques jours de traitement. Dans d'autres au contraire, (20, 21, 26), elles ont persisté en même temps d'ailleurs que les autres symptômes ; certains malades (24 et 25), paraissent n'avoir retiré d'autre bénéfice de la médication qu'une diminution de la fièvre. Il nous semble difficile d'interpréter ces phénomènes. Ils peuvent dans certains cas être attribués à l'amélioration de l'état général, et peut être dans certains autres à la désinfection des lésions.

Tube digestif. — Les pulvérisations de biiodure ne paraissent pas avoir eu d'action particulière sur le tube digestif. Parmi les malades améliorés les uns avaient de l'appétit et l'ont conservé, les autres l'ont recouvré à mesure que la diminution des quintes et de l'expectoration rendaient la maladie plus supportable. Quant aux malades dont l'état ne s'est pas modifié, l'appétit est resté le même qu'avant la médication.

Sécrétions. — Le biiodure de mercure jouissant d'un pouvoir désinfectant considérable, il n'est pas utile de l'employer à des doses considérables. Aussi la quantité que les malades absorbent tant par l'endosmose pulmonaire que par la voie stomacale (déglution de la buée accumulée dans la bouche) ne peut être décelée dans les sécrétions par les moyens chimiques habituels, tels que la pile de Smithsonn et la réaction des iodures, obtenue en déplaçant l'iode par les acides, et en reprenant l'iode ainsi mis en liberté par le chloroforme ou le sulfure de carbone.

Nous n'avons jamais observé de salivation mercurielle malgré la prolongation du traitement pendant plus d'une année.

CHAPITRE X

Traitement.

Les conditions dans lesquelles il faut se placer pour obtenir des pulvérisations biiodo-mercuriques tout l'effet désirable, se déduisent des considérations que nous avons antérieurement émises (chapitre III).

Le pulvérisateur que nous avons fait construire, et dont la description se trouve dans le chapitre 4 permet d'agir avec toute la précision que comporte actuellement la technique de ces sortes d'instruments.

La pression de la vapeur qui est toujours de un à deux atmosphères, facilite d'une part la pénétration de la buée médicamenteuse ; d'autre part le poids de la vapeur qui s'écoule dans des temps égaux étant toujours constant, il est facile par la simple lecture sur le récipient de la quantité de solution pulvérisée, de savoir exactement quel est le titre du spray.

Supposons par exemple que le poids de la

vapeur écoulée en une minute s'élève à 3 grammes, et que dans le même espace de temps le poids du liquide pulvérisé s'élève à 1 gramme, nous aurons comme titre du spray $\frac{1}{4000}$ d'après la formule de la page 19.

Grâce à la présence, sur le tube ascendant d'un robinet en verre, le malade peut à son gré et par simple tâtonnement modifier le titre du spray. Si par exemple il trouve le spray trop irritant, il n'a qu'à le fermer en partie pour que la solution soit diluée et sans que pour cela la force et la quantité de la vapeur émise soient modifiées.

La solution que le médecin doit prescrire se formule ainsi :

Biiodure d'hydrargire.........	1 gramme.
Iodure de potassium..........	1 —
Eau distillée................	1,000 —

Ce qui fait que si cette solution est diluée à moitié par la vapeur d'eau, le titre du spray sera de $\frac{1}{2.000}$. Or, nous avons établi que la solution biiodo-mercurique est microbicide à la dose de $\frac{1}{10.000}$.

Le biiodure de mercure en se dissolvant dans un excès d'iodure de potassium forme une combinaison appelée iodo-mercurate de potassium, fixe à la température ordinaire, moins caustique que le biiodure pur, et infiniment plus supportable que le bichlorure en solution aqueuse.

Il faut s'abstenir ainsi que nous l'avons reconnu, d'ajouter à cette solution n'importe quel principe calmant ou anesthésique (morphine, laudanum, cocaïne), sous peine de voir se former des précipités mercuriels fort complexes, qui atténueraient la richesse de la composition médicamenteuse.

Dans les cas peu fréquents où le malade supporterait difficilement le spray biiodo-mercurique, on pourra avant ou après les séances lui faire inhaler pendant une ou deux minutes un spray de chlorhydrate de cocaïne à $\frac{1}{40}$; ce qui exige, si le débit de la vapeur est égal au débit du liquide pulvérisé, la solution pharmaceutique suivante :

> Chlorhydrate de cocaïne....　5 grammes.
> Eau distillée...............　100　—

La vapeur étant arrivée à une pression suffisante, ce qui est indiqué par le soulèvement continu de la soupape, le malade ouvre le robinet d'émission et se place à environ 0^m,40 centimètres de l'appareil ou plus. Il peut protéger la face et les yeux par une feuille de carton telle qu'un calendrier, dans laquelle on aurait taillé une ouverture hexagonale du diamètre de la bouche. Celle-ci doit être largement ouverte et la buée largement inspirée.

Au début, nous conseillons la pulvérisation de 10 centimètres cubes de solution, mais cette dose peut être rapidement augmentée et portée à 15, 20, et même 25 centimètres cubes, cela sans aucun inconvénient.

La durée de chaque séance doit être aussi longue que possible, de façon à ce que le malade inspire la majeure partie de la buée et ne la laisse pas se déposer dans la bouche. Ce résultat est obtenu en partie par la demi occlusion du robinet du tube ascendant, grâce à laquelle la pulvérisation se fait très lentement.

Nous croyons inutile d'insister sur les sensations qu'éprouve le patient après les premières séances, sur la coloration particulière de la langue et des dents. Ces phénomènes ont été antérieurement décrits dans le chapitre des effets physiologiques et locaux.

Au début du traitement, les séances ne doivent avoir lieu qu'une fois par jour, mais, dès que l'accoutumance commence à s'établir, elles doivent être faites deux fois, l'une le matin à jeun, avant le premier déjeuner, et le soir avant dîner.

Une amélioration dans l'état général et local, nous insistons beaucoup sur ce point, ne doit pas être la cause d'un arrêt dans le traitement. Dans les cinq observations dont deux sont publiées dans ce mémoire où nous avons obtenu la disparition des bacilles, les pulvérisations ont été prolongées pendant huit à dix mois. Il faut insister sur ce point, que toute interruption sera funeste et que la médication doit durer un an environ.

En terminant ce travail, qu'il nous soit permis de dire que nous nous sommes efforcés d'établir avec le plus de rigueur possible la technique des pulvérisations. Cette technique, nous l'avons mise en pratique pour l'emploi du biiodure de mercure qui nous paraissait sous faible dose le meilleur microbicide.

Nous espérons que ces recherches pourront être utiles à quelques malades, et aussi aux médecins qui voudront poursuivre l'étude d'un procédé qui semble devoir rendre de grands services à la thérapeutique de la phtisie et à l'antisepsie pulmonaire.

TABLE DES MATIÈRES